U0189477

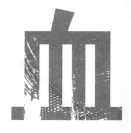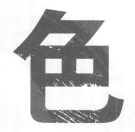

血色

抗癌药背后的利益与梦想

[美] 内森·瓦尔迪 著　　褚荣伟　闵彦冰 译
(Nathan Vardi)

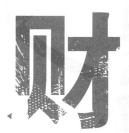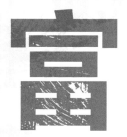

财富

中国科学技术出版社
·北 京·

For Blood and Money: Billionaires, Biotech, and the Quest for a Blockbuster Drug by Nathan Vardi, ISBN: 978-0-393-54095-6
Copyright © 2023 by Nathan Vardi
All rights reserved.
Printed in the United States of America
First Edition
Simplified Chinese translation copyright © 2024 by China Science and Technology Press Co., Ltd.

北京市版权局著作权合同登记　图字：01-2024-0781。

图书在版编目（CIP）数据

　血色财富：抗癌药背后的利益与梦想 /（美）内森
· 瓦尔迪（Nathan Vardi）著；褚荣伟，闵彦冰译 . —
北京：中国科学技术出版社，2024.6
　书名原文：For Blood and Money: Billionaires,
Biotech, and the Quest for a Blockbuster Drug
　ISBN 978-7-5236-0524-0

　Ⅰ . ①血… Ⅱ . ①内… ②褚… ③闵… Ⅲ . ①抗癌药
—研制 Ⅳ . ① R979.1

中国国家版本馆 CIP 数据核字（2024）第 042111 号

策划编辑	何英娇　陈　思	责任编辑	陈　思　何英娇
封面设计	今亮后声	版式设计	蚂蚁设计
责任校对	张晓莉	责任印制	李晓霖

出　　版	中国科学技术出版社
发　　行	中国科学技术出版社有限公司发行部
地　　址	北京市海淀区中关村南大街 16 号
邮　　编	100081
发行电话	010-62173865
传　　真	010-62173081
网　　址	http://www.cspbooks.com.cn

开　　本	880mm×1230mm　1/32
字　　数	181 千字
印　　张	9
版　　次	2024 年 6 月第 1 版
印　　次	2024 年 6 月第 1 次印刷
印　　刷	北京盛通印刷股份有限公司
书　　号	ISBN 978-7-5236-0524-0 / R·3188
定　　价	69.00 元

（凡购买本社图书，如有缺页、倒页、脱页者，本社发行部负责调换）

献给所有自愿参加临床试验的患者们。

各界盛赞

　　精准医学的快速进展，使得人类面对恶性肿瘤不再束手无策。一个个新型靶向药物的上市，恰如魔法子弹一样于百万军中直取癌细胞首级，在大幅度延长患者生存期的同时不断提升其生存质量。《血色财富》出版之际，书中提及的治疗血液肿瘤的明星药物——BTK 抑制剂，已经发展到第三代，全球销售额早已超过百亿美元，但每一个"十亿美元新药分子"的背后，不仅仅是崎岖艰难的研发之路，更是科技、资本与人性的博弈。在血色财富的积累中，该如何取舍并取得平衡，亦始终是制药界和使用者之间的矛盾焦点。借一句《大医精诚》原文与大家共勉之："所以医人不得恃己所长，专心经略财物，但作救苦之心，于冥运道中，自感多福者耳。"

——尹烨　华大集团 CEO、生物学博士

　　研发一种新药平均需要花费十亿美元，耗时十年。《血色财富》以第一个 BTK 抑制剂伊布替尼的发现为例阐述了利益与梦想、人性与伦理，在科学家、企业家与患者中不断冲突与融合的九死一生的历程。中国生物医药创新正在崛起，本书非常值得医药行业从业者一读，期待着中国生物医药创新腾飞的那一天！

——施旺　赛诺菲大中华区总裁

跌宕起伏、精彩纷呈的创新药诞生和研发竞争的传奇故事。它揭示了医药创新生态体系的一些本质特征，比如创新可以出现在世界上任何一个实验室、科研机构、企业等；创新药物研发的过程本身也是监管体系创新的过程；知识产权和数据保护对保持创新活力的重要性；默默坚持着梦想的科学家、研发人员、医生在创新药研发过程中的价值认可，等等。当下，中国生物医药产业处于高质量发展过程中，如何在中国打造能够产生全球首创或同类创新药最佳的土壤和气候，值得相关各方借鉴和研究。

——单国洪　武田制药全球高级副总裁，武田中国董事长、总裁

内森·瓦尔迪讲述了一个激动人心的故事，展示了医学创新所需的不懈专注和非凡努力，以及研究人员、生物制药公司、投资者和监管机构之间微妙互动的丰富细节。

——艾伯乐（Albert Bourla）　辉瑞公司 CEO

科学与资本，梦想与现实，不同的利益主体为了同一个理想走到一起。然而，创新药研发之路是一条布满荆棘，跌宕

起伏的不归路。创新药研发的高风险与股权投资的逐利性这两个貌似不可调和的矛盾体，在这本书里得到了全面的融合与升华。作者以纪录片式的细腻笔触，还原了一系列经典场面，也激发了读者对人性的思考。在当今中国创新药研发经历第一个完整周期，股权价值大起大落的时代背景下，《血色财富》尤其值得一读。

——方敏　华平投资中国私募股权投资联席总裁

《血色财富》对中国读者而言，具有特殊而宝贵的借鉴意义。它不仅为我们揭示了医药行业的国际化趋势和挑战，还提供了一个理解和比较不同国家的药物研发政策、商业模式及伦理规范的视角，从而帮助中国的医药企业和研究者在激烈的全球竞争中找到更有效的创新路径和策略。

——褚荣伟　复旦大学管理学院市场营销学系副教授、系副主任

《血色财富》是一部引人入胜的作品，讲述了人们如何寻求并开发一种只针对癌细胞而非健康细胞的血液癌新药。

——《经济学人》（*The Economist*）

现代药物研发机制的大师级作品。

——《科学》（*Science*）

生物技术成功与失败的速成班——本书出色地描写了药物开发的复杂性和投资（包括财务和个人方面）的多面性。

——《自然》（*Nature*）

《血色财富》不仅是一个关于一种强效抗癌新药诞生的故事，还揭示了生物科技公司的分裂个性：它是一个为有需要的患者创造突破性治疗方法的利他主义企业，同时也是一个试图创造天文数字利润并击垮竞争对手的企业。

——《纽约书评》（*The New York Review of Books*）

财务安排、医疗争议、监管程序和商业竞争，如果没有这些因素，这两种相互竞争的药物伊布替尼和阿卡替尼就不会公开上市。这是一个有趣的故事，讲述了个人野心、对科学的好奇心以及对财富的追求如何促成了抗癌药物的诞生。

——《柯克斯评论》（*Kirkus Reviews*）

译者序

　　2024 年 3 月 5 日，"创新药"一词首次在中国《政府工作报告》中被提及，这充分表明了国家对研发创新药的决心及信心。3 月 24 日，中国发展高层论坛专题研讨会邀请诺华集团（Novartis）、中国医药集团有限公司、阿斯利康（AstraIeneca）等 7 家医药企业的首席执行官，在 1 分钟内"谈最重要的建议"。诺华集团首席执行官万思瀚（Van Narasimhan）说"要加速创新药的研发"，百时美施贵宝（Bristol Myers Squibb）首席执行官博科思（Christopher S.Boerner）呼吁"重新定义创新药"，中国医药集团有限公司董事长刘敬桢建议"完善激励创新药发展的体制机制和政策"，武田制药总裁卫博科（Christophe Weber）表示"保护知识产权才能鼓励创新"……"创新药"成为发言中的高频词。但创新从来都是"九死一生"，虽然管理学科中关于创新的理论层出不穷，但往往过于抽象和理性，内森·瓦尔迪所著的《血色财富：抗癌药背后的利益与梦想》通过深入探讨抗癌药物研发背后复杂的利益纠葛和科学梦想，展现了药物创新过程中交织的利益与梦想，资本与伦理，以及善与恶的较量。不同于传统的创新理论书籍，本书更像一部纪录片，展现了一群执着于医学创新的理想主义者们跌宕起伏的生命历程。《柯克斯评论》盛赞本书"展现了一幅制药创新的沉浸式画卷，那些天才科学家和亿万富翁投资人组成了一个理想和利益交织的'创药帝国'"。

本书以法莫斯利医药公司（Pharmacyclics）及其研发的BTK抑制剂为主线，详细叙述了药物从发现到市场推广的完整过程。正如媒体评论所言："瓦尔迪以令人惊叹的细节揭示了制药业的残酷本质。这个行业融合了科学、商业和运气，每一个决定都关乎生死。"作者深入揭示了制药行业创新生态的复杂性，包括科研突破的不确定性、商业运作的压力、监管审批的挑战，以及市场对新药的渴望与质疑。书中对医药创业者面临的困境进行了深刻剖析，展示了创业者如何在资金、法规和市场竞争的夹缝中寻找生存与发展的机会。

创新从来都不是被计划和预测的，药物创新的"发现者"从来都是那些伟大的科学家，但在创新药物商业化的过程中，这些科学家的小浪花却渐渐地被淹没在滚滚洪流中。作者以敏锐的洞察力刻画了制药界的种种利益相关方：睿智狂热、悲壮孤独的"领路人"，默默无闻、任劳任怨的"幕后英雄"，还有精明算计、唯利是图的"金主"。他们的命运交织，折射出创新药研发过程中那些艰难的权衡与抉择。在研发创新药物的过程中，涉及的利益相关方包括科学家、企业家、投资者、监管机构和患者，他们的利益往往并不一致。这些冲突影响着新药的研发和应用，同时影响着个人命运和社会价值观。

当翻阅本书时，我们可以看见一个扣人心弦的创业故事，充满了"眼泪与汗水"。媒体赞誉其为"一部揭示医药界内幕的力作""极富戏剧张力和情感厚度"。与其他同类著作相比，本书的独特之处在于其深入的案例研究和全面的行业分析。作者不仅关注科学发现本身，还深入探讨了这些发现如何被转化为实际的药物。通过沉浸式报道和人物专访，瓦尔迪生动地再现了一段跌宕起伏、荡气回肠的创业史诗。此外，本书的写作特色也值得一提：结构安排紧凑，叙事策略引人入胜，语言风格清晰有力，使得复杂的医药研发过程变得生动易懂，这些都展现了本书的文学魅力。

当你打开内森·瓦尔迪的《血色财富：抗癌药背后的利益与梦想》，你会惊讶地发现，这部深入剖析美国抗癌药开发的著作，竟与我们身处的中国医药创新大潮有着诸多相似之处。在"健康中国2030"战略的宏伟蓝图之下，我们正值医药创新的黄金时代，本书对中国读者而言，具有特殊而宝贵的借鉴意义。它不仅为我们揭示了医药行业的国际化趋势和挑战，还提供了一个理解和比较不同国家的药物研发政策、商业模式及伦理规范的视角，从而帮助中国的医药企业和研究者在激烈的全球竞争中找到更有效的创新路径和策略。

近年来，中国医药产业经历了一场声势浩大的创新变革。曾经依赖仿制追随的本土药企，现在正纷纷投身于自主创新的浪潮中，在抗癌、糖尿病治疗等关键领域取得了显著突破。政府也接连出台利好政策，从加速审评、完善专利保护，到营造健康的创新生态，全力以赴支持医药创新，赋予其腾飞的翅膀。法莫斯利公司的创业历程与这波澜壮阔的创新浪潮遥相呼应，它的故事成了一个生动而典型的案例，为中国的医药专业人士提供了一面照见自我、借鉴国际经验的明镜。

然而，书中揭示的创新之路充满挑战，这同样是每一个中国制药梦想家必须直面的现实。资金短缺、技术瓶颈、监管压力以及市场竞争，这些方方面面的挑战都需要我们拿出智慧和勇气去应对。法莫斯利团队所展示的理想主义精神和坚韧不拔的意志，恰恰体现了中国医药创新者在逆境中前行所必备的核心品质。面对如此多的困难，中国的制药企业和研究者更应从这些经验中汲取力量，激发创新的动力，以不懈的努力推动本土医药产业的持续发展和国际化进程。

更重要的是，本书对医药商业伦理和社会责任的深邃思考，对致力于服务"健康中国"的医药人而言弥足珍贵。如何在创新激励与药品可及性之间求得平衡？如何协调好企业利润与患者权益的天平？如何在资本浪潮中坚守"大医精诚"的初心？这些事关亿万国人健康福祉的问题，已经成为摆在中国医药界面前的一道必答题。法莫斯利的发展轨迹提供了一个可资借鉴的范式：唯有始终坚守造福患者的使命，将创新成果转化为惠及大众的福音，才能构建一个负责任且可持续的医药创新生态。这不仅要求医药企业高瞻远瞩，更需要监管机构、相关利益方甚至整个社会共同努力，如此才能确保医药创新既符合道德标准，又能实现广泛的社会效益。

　　总而言之,《血色财富：抗癌药背后的利益与梦想》以其独特的视角、翔实的案例和深刻的分析，成了医药行业研究的重要作品。正如《科学》杂志所盛赞的："本书超越了一般商业传记的范畴，它引发了关于医药创新困境、行业伦理重构、社会共识重塑等方方面面的深刻反思。"它不仅具有高度的学术价值，还具有显著的实践意义和社会影响力。透过法莫斯利公司的命运沉浮，我们看到了医药创新之路的艰辛与伟大，从而更加深刻地理解了这个行业的复杂性和挑战性。

　　最后，每一个创新者都必须意识到创新的过程融合了科学、商业、伦理和人性的元素。在医药创新领域，永远记住"良知"是照亮医药创新未来之路的永恒光芒，真正的创新不仅仅是技术上的突破，更是在全球范围内推动健康公平的一种努力。

目 录
PREFACE

扫地出门

艾哈迈德·哈姆迪（Ahmed Hamdy）坐在车里，望着弗莱电子公司（Fry's Electronics）的招牌。他已经搞不清自己坐了多久，感觉好像已经过去了好几个小时。哈姆迪瘫倒在车内，试图消化眼前突如其来的变故。就在刚刚，他的老板给了个猝不及防的消息，他被解雇了。

从他停车的地方，可以看到前东家的总部。就在几分钟前，哈姆迪在人力资源主管的陪同下坐车离开大楼。他一直盯着，直到哈姆迪把车开出公司停车场。早上哈姆迪还是这家新创生物技术公司的首席医学官。公司充满了硅谷式的那种改变世界的热情。在过去的两年里，他把自己的生命全部倾注在公司上。而现在他感觉自己像个入侵者，甚至像个罪犯。他不知道自己该何去何从。

事实上，哈姆迪哪儿也去不了。他茫无头绪，连开车都显得生疏了。他拐进了弗莱电子公司的大型停车场，这离他原来的办公室距离500英尺^①。弗莱电子公司位于加利福尼亚州桑尼

---

① 1 英尺 ≈ 0.305 米。——编者注

维尔市（Sunnyvale, California），并已成为硅谷一员。它就像是为技术迷们准备的糖果店，初出茅庐的梦想家都会在这里购买他们的第一台个人计算机（PC），并认真研究处理器和路由器。这是北加利福尼亚州（以下简称"北加州"）乐观主义的象征。而这一丝乐观情绪对于哈姆迪来说很快就消失得无影无踪。

就在车里，他想了很多关于钱的问题。生活会过得越来越紧张，他需要出售公司股票来补贴家用。他也想到了家人，但他不知道该怎么跟他们说自己被解雇的事情。然后，哈姆迪又想到了医药研发，心底涌上一股深深的失落感。

隔壁的办公园区，哈姆迪曾经工作的地方，设有法莫斯利医药（Pharmacyclics）的主要办公室。很少有人听说过这家小型生物科技公司。那些通过硅谷生物技术小道消息听说过这家公司的人，都觉得这个地方有点奇怪。这个公司专注于血液癌的实验性治疗。他们处于药物研发的早期阶段，要推出新药证明自己还有很长的路要走。尽管如此，哈姆迪对此深信不疑。他一直确信在癌症治疗方面，他们公司研发的药有其独到之处。这种药能治疗癌症，改变人类，让人们免于死亡，这也将为他带来巨额财富。所有这一切，都在一瞬间被夺走了。哈姆迪心想，他再也不会有这样的机会了，此刻他百感交集，自怜、沮丧、恐惧和愤怒。2011年5月的一天，就在那天早上，哈姆迪还坚信自己站在抗癌斗争的最前线，而现在他却被扫地出门。

从个人经验来看，哈姆迪明白，开发抗癌药就像买彩票一样。大多数抗癌药研究人员都在黑暗中摸索前行。偶尔，包括运气在内的多种因素共同催生了一种成功的治疗方法。开发过程犹如一场赔率极高的赌博，也就意味着绝大多数在患者身上测试的新型抗癌药都失败了。

然而，哈姆迪感到新技术和新方法即将引发一场生物技术革命，迎来医学的黄金时代，法莫斯利医药公司的抗癌药也将是这个时代的一部分。具体来说，哈姆迪已经看到，这种药在最常见的成人白血病患者身上触发了微弱的信号。这是一种小分子药，医学上称为 BTK（Bruton's tyrosine kinas，布鲁顿氏酪氨酸激酶）抑制剂。它会靶向渗透恶性细胞，阻断一种酶。哈姆迪认为这种酶会帮助癌细胞繁殖和存活。这是一种不易察觉的信号，但对哈姆迪来说已经足够了。

这款药并不是新药。很长一段时间，它完全被忽视了，被遗忘在创造它的试管底部。其实，有许多伟大的药都被困在了制药公司产品上市的流程中，它们像深埋的宝藏一样，等待着人们去发现和挖掘。有些好药哪怕耗时了多年进行创新研发，也会烂在大型企业、官僚机构的手里，他们都背负着自己的流程去识别和挖掘这些微小的宝石。这些药可以用很低的价格捞出来继续开发，而这就是梦想的组成部分。你只需要拥有实现它的愿景和资金。法莫斯利医药公司就是这样得到 BTK 抑制剂的，纯属偶然。

然而，这笔钱是附带条件的。哈姆迪的怒火慢慢集中到一个人身上。

第一部分

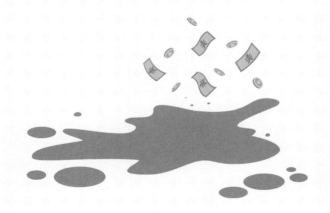

第 1 章

上下求索

1997 年的超级碗（Super Bowl）星期天（超级碗是职业橄榄球大联盟的年度冠军赛，一般在 1 月最后一个或 2 月第一个星期天举行，这一天被称为超级碗星期天），很多美国人观看了德鲁·布雷索（Drew Bledsoe）的新英格兰爱国者队（New England Patriots）与布雷特·法弗（Brett Favre）的绿湾包装工队（Green Bay Packers）的比赛。这场大赛正在新奥尔良举行时，在大约一个小时的车程外，一场家庭悲剧正在上演。

26 岁的德米安·杜根（Demian Duggan）从病床上抬起头，告诉父亲自己已经准备好面对死亡了。

"我能感觉到，"德米安说，"我所要做的就是默许，然后我就走了。"

罗伯特·杜根（Robert Duggan）看着他唯一的儿子，陪伴着他。"你有这样做的自由。我就在这里，"罗伯特回应道。

德米安来自南加利福尼亚州（以下简称"南加州"），他的生活很丰富。作为加州大学圣芭芭拉分校（University of California, Santa Barbara, UCSB）游泳队的自由泳运动员，他被分配到了一位来自克罗地亚的室友，他是位仰泳好手。这两位游泳运动员一拍即合，并在克罗地亚度过了一个夏天。当时这个国家在南斯拉夫解体后，迅速崛起。冒险归来之后，德米安告诉父亲他要辍学并在克罗地亚创办一家广告公司。德米安对世界抱有美国式的乐观梦想。他想自己像特德·特纳①（Ted Turner）一样，建立一个新的媒体帝国。

他们正在转型，他们将不得不进行宣传和做广告，他们将需要一条麦迪逊大道（Madison Avenue）。

罗伯特没法反驳自己的儿子。因为他自己就是从加州大学圣芭芭拉分校退学的，之后取得了令人瞩目的商业成就。不过罗伯特提出了一个要求，他坚持要德米安去洛杉矶，在山达基企业世界研究所（World Institute of Scientology Enterprises）待六个月。那里提供有关罗恩·哈伯德（L. Ron Hubbard）的商业方法论培训，罗恩·哈伯德是科幻作家，他将自己的商业成功归功于这些方法论。

德米安完成了课程，搬到了克罗地亚，并在父亲的资助下成立了一家广告公司——大都会传媒（Metropolis Media）。公司业绩蒸蒸日上，在克罗地亚、斯洛文尼亚、塞尔维亚、波黑和马其顿铺设了一万个双面户外广告牌。同时德米安也坠入爱河，娶了一位克罗地亚女士，她的家庭曾帮助德米安的生意起步。

---

① 特德·特纳：全美最大的有线电视新闻网 CNN 的创办者，传媒大亨。——编者注

不幸的是，德米安脑子里查出肿瘤。当肿瘤长到拇指大时，德米安回到南加州。诊断传来噩耗，这是一种胶质母细胞瘤，是恶性脑瘤，如果接受手术和化疗，生存时间的中位数为15个月。

罗伯特安排德米安在圣塔巴巴拉考特基医院（Santa Barbara Cottage Hospital）进行手术，想尽可能多地切除肿瘤。但罗伯特和德米安都对下一步的标准护理、后续化疗和放疗犹豫不决。罗伯特曾见过亲戚和其他人接受过化疗，并坚信这只会让原本严重的疾病变得更糟，罗伯特讨厌化疗。在这种情况下，他认为是否化疗不会有太大的不同。

罗伯特联系了他在路易斯安那州找到的一个人，这个人想出了一种替代疗法——每天服用一种专有蛋白质混合物，这与处方药截然不同。德米安开始好转并返回克罗地亚，由于太耗时，他停止了替代疗法。但癌症复发，使他不堪重负，最终又回到了美国。

罗伯特相信替代疗法在停止之前已经奏效，并带德米安到路易斯安那州巴吞鲁日（Baton Rouge）再试一次。没过多久，德米安就不得不住进了医院。

在医院里，罗伯特值夜班，为德米安继续注射蛋白血清，而他的妻子帕特里夏·杜根（Patricia Duggan）则值白班。

在绿湾包装工队赢得超级碗冠军的同一天，德米安告诉他的父亲，他在精神上做好了离开的准备，因为他相信生命不仅仅存在于躯体。德米安认为存在是不朽的，是独立于躯体的。

"我是一个有灵命的人，这不会因受损的躯体而受到影响，"德米安说。他请求父亲做一些事情，特别是要收养其他孩子，这样他可以靠这些孩子活下去。

那天晚上，看着德米安死去的罗伯特悲痛欲绝，他给自己打气。

"我和他一起度过了难忘的 26 年。他还在附近。他想回来的，"罗伯特心想，"我要在这里做些什么呢？坐下来闷闷不乐吗？生活还要继续，满足他的请求。我得去忙着做这件事。"

===

罗伯特注定无法领导一家生物技术公司。他没有接受过专业培训，也缺少在高度监管的生物制药行业工作过的经验。他完全没有经验。这种生物制药行业的公司通常由白发苍苍的男性领导，他们通常拥有医学博士或其他高级学位，在企业或者学术圈摸爬滚打了几十年才到领导岗位。然而罗伯特没有大学文凭。

52 岁的罗伯特拥有成功的商业履历，对自己极度自信。他坚定，只要他下定决心，就能完成任何事情。

罗伯特在加利福尼亚州圣何塞（San Jose）和旧金山之间的地方长大，这个地方现在被称为硅谷。罗伯特在 20 世纪 50 年代初期就读天主教学校时，圣克拉拉县（Santa Clara County）主要以农业为主，还有些果园和水果罐头厂。但这开始发生变化。罗伯特的父亲是一名爱尔兰天主教徒，在西屋电气公司（Westinghouse Electric Corporation）做工业工程师，月薪 800 美元，他的母亲是一名护士。他们在圣何塞位于圣克拉拉县边界的一所小房子里抚养五个孩子。

小时候，罗伯特在运动场上的表现要比在课堂上更优秀。他拥有过目不忘的记忆力和令人着迷的数字能力，但他的成绩一般，不是很好。他很难专注于功课，而且他经常因为沮丧而去运动来释放能量。像许多孩子一样，他通过浏览报纸的体育版来提升阅读。

在加利福尼亚州山景城（Mountain View）的圣弗朗西斯高中（St. Francis High School），罗伯特参加了篮球队。家里有足够的生活费，但是要是想多买点东西，就得自己挣钱。通过修剪草坪和卖杏子，这个年轻人凑够了足够的现金从西尔斯罗巴克公司（Sears Roebuck）产品目录中订购冲浪板。他喜欢带着冲浪板去圣克鲁斯（Santa Cruz）周围的海滩。

海浪离校园仅几步之遥，对罗伯特来说，加州大学圣芭芭拉分校是所完美的大学。他于1962年到这所大学学习商业经济学，因为他对自己商业上的未来有一个模糊的概念。但是，课堂学习的内容却令人沮丧。罗伯特很难与过于理论化的课程和作业产生共鸣。不拘约束的他，曾在回答洛伦兹曲线①（Lorenz Curve）经济理论的试题时，描述了当红女星索菲

---

① 洛伦兹曲线：在一个总体（国家、地区）内，以"最贫穷的人口计算起一直到最富人口"的人口百分比对应各个人口百分比的点组成的曲线。研究的是国民收入在国民之间的分配问题。——编者注

亚·罗兰（Sophia Loren）。当参与冲浪、玩篮球和羽毛球活动时，罗伯特却很专注，玩得也很开心。他开始和他未来的妻子帕特里夏·"特里什"·哈格蒂（Patricia "Trish" Hagerty）约会。他热爱课堂以外的大学生活。

在课堂上，罗伯特一直迷茫到大三，直到他上了赫伯特·凯（Herbert C. Kay）教授的公司金融课。凯在校园里很受欢迎，他与罗伯特关系不错，这也使罗伯特对股票市场投资分析充满热情。与凯一起，罗伯特发现课程内容很实用，而不像其他课程那样都是抽象概念。凯的公司金融课可以帮助他在现实中取得成功。突然间，罗伯特知道了他一生想要追求的是什么。

不过，有个问题。和校园里的其他人一样，在整个大学期间，有一个事件笼罩着罗伯特，阴魂不散。那就是越南战争。罗伯特不想参与其中。1966 年，留在学校仍然是推迟服兵役的途径之一，但罗伯特的大学时代即将结束，而且他的成绩也不足以让他去读研究生。为躲避战火，远离东南亚，他想出了一个绝妙计策。他在大四那年选择退学。

当地的征兵委员会有时会给那些没有毕业的学生额外的时间来获得他们的大学学位，然后再强迫他们去越南。从加州大学圣芭芭拉分校退学后，罗伯特进入了加州大学洛杉矶分校（UCLA）攻读本科。这个策略为他赢得了两年的延期。到 1968 年征兵系统（Selective Service System）再次召唤时，罗伯特已婚并有了一个小女儿，这得以让他留在洛杉矶，远离了战争。

在 UCLA 上学时，罗伯特兼职做股票交易。他与凯合作，他们开始一起做交易。他们专注于首次公开募股（IPO）发行的小公司股票。两人发现，投资银行家经常以折扣价对 IPO 进行定价，以此讨好客户。凯指导罗伯特进行详尽的研究，并参观了他考虑投资的公司。

罗伯特最好的交易之一是买了"黄松牛排馆"（Ponderosa Steak House）的股票。在该连锁店位于俄亥俄州代顿（Dayton）的总部，当罗伯特看到人们在一个下雪的夜晚在餐厅室外排队后，他就进行了投资。"该死！"罗伯特对自己说，"这是一个非常好的指标。"股票随后一路飙升。罗伯特利用他对许多投资标的的下注，在两年内赚了近 50 万美元，这相当于 2022 年的约 340 万美元。而他从未获得过大学学位。

20 世纪 70 年代初期罗伯特家到了鼎盛时期。他们搬到了托潘加海滩（Topanga Beach）附近，罗伯特在附近的圣莫尼卡（Santa Monica）有了一间办公室。晚上他会在海滩上玩飞盘或打棒球。罗伯特留着波浪形的黑发，理得整整齐齐。他甚至跑过奇怪的马拉松。帕特里夏的姐姐南希·哈格蒂（Nancy Hagerty）和她的丈夫丹尼尔·帕特森（Daniel Patterson）是美国奥林匹克排球队的成员，他们两家经常在海滨别墅相遇。罗伯特和帕特森成了好朋友。这样的生活非常棒。

德米安出生于 1971 年。同年，罗伯特出资 5 万美元购买了名为"日落设计公司"（Sunset Designs）50% 的股份。这家新成立的编织公司后来发展成了一家销售针绣套件的公司——

捷飞刺绣（Jiffy Stitchery），专门提供家居用品。在阅读了一篇关于联邦贸易委员会（Federal Trade Commission）1972 年指控美国四大谷物公司垄断谷物市场的文章后，罗伯特心生一计。革命性的消费者权益倡导者拉尔夫·纳德（Ralph Nader）称该政府案例是"过去 10 年反垄断执法领域最重要的发展之一"。

对于罗伯特来说，让他兴奋的是谷物公司。"哇，垄断不是每个企业的目标吗？"罗伯特心想，"那不就是赢家的圈层吗？"

罗伯特拿到了政府的起诉文书，了解到政府指控家乐氏公司（Kellogg Company）和通用磨坊（General Mills）采用欺诈性的贸易行为，例如，用大量类似的商品占领便利店货架空间以阻止竞争。罗伯特将政府的起诉文书作为日落设计公司发展的蓝图。"伙计们，这就是我们要干的，"他告诉他的合伙人。很快，罗伯特的公司开始销售 33 种不同的捷飞刺绣套装，而不仅仅是三种。在这之后，日落设计公司持续主导市场，并于几年后以 1500 万美元的价格售出。

===

20 世纪 70 年代罗伯特在商业上始终孜孜不倦。跟他打过交道的人都觉得，与这位企业家的谈话往往不是线性的。他总是有各种各样的想法、充满激情且思绪发散，有时会让人觉得不确定他们真正在讨论什么。1974 年股市崩盘，在残酷的市场环境中，他损失了大约 80% 的净资产，并开始质疑自己。在洛杉矶，反主流文化蓬勃发展，这让他和帕特里夏（她自己也是一名艺术家）有机会实验他们俩都很感兴趣的实用自助概念

（Pragmatic Self-help Concepts）。罗伯特参加了沃纳·爱海德（Werner Erhard）的爱海德训练课程（Erhard Seminars Training，EST）后，感觉被唤醒了。后来，他找到了罗恩·哈伯德的著作。

罗伯特阅读了哈伯德关于企业管理的著作，这些著作引人入胜。他还拿起了哈伯德的畅销书《戴尼提：心理健康的现代科学》（*Dianetics: The Modern Science of Mental Health*）。但真正引起罗伯特共鸣的是哈伯德在学习方法上的课程。对于一个在学习和保持专注方面苦苦挣扎的人来说，哈伯德的理念很受用，他认为快速阅读和死记硬背并不是理解一门学科的好方法。哈伯德的课程承诺，可以提供一种帮助任何人学会任何学科的方法。罗伯特将哈伯德化繁为简的理念与定期查找单词释义的做法铭记于心，便开始认真地查阅词典，并深信即便误解一个词，也可能谬以千里。他会在谈话中经常定义术语和参考词源。

最重要的是，罗伯特从 1980 年发表在《国家探秘者》（*National Enquirer*）上的一篇文章中汲取了灵感。"每个人都读它，但没有人会说他们自己读过它，"罗伯特会这样评价这份八卦杂志。这篇文章重点介绍了洛杉矶心理学家阿尔弗雷德·巴里奥斯（Alfred Barrios），他开展了自我实现研讨会（巧合的是，他还致力于使用催眠治疗癌症）。巴里奥斯列出了天才共有的 24 种人格特征，并在文章中指出，塑造这些特征可以使任何人都能达到天才的水平，无论他们的教育或经验如何。哈伯德希望他的追随者了解这 24 种品质，并要求他们传阅这篇文章。一名教会成员向罗伯特推荐了这篇文章。文章呼吁追求卓越的人努力工作，勇于做别人认为不可能的事情，不断积累经验，永远不要怀疑自己会成功。

罗伯特决定与他的姐夫一起创业。"我们必须一起做点什么，丹！"罗伯特对他的奥林匹克运动员姐夫丹尼尔·帕特森（Dan Patterson）大声喊着。他们原本决定在长滩（Long Beach）的滨海太平洋（Marina Pacifica）户外购物中心开一个棒棒狗（热狗）（Hot Dog on a Stick）特许经营摊位。一天，罗伯特冲进门来。"我在福克斯山（Fox Hills）购物中心看到了最惊人的一幕，"罗伯特吼道，"人们正在排队吃饼干！"他的姐夫立刻就转过身来。

罗伯特和南希·哈格蒂研制出了一种配方，能让饼干保持松软。他们放弃了热狗生意，转而专注做一个名为"小饼干天堂"（Cookie Munchers Paradise）的摊位。罗伯特有一条规矩：不准喝咖啡。他讨厌咖啡。罗伯特总是想得很大，他想在 36 个月内开 36 家连锁店。他出钱资助了这个项目，一头扎了进去，穿上围裙，开始忙碌。"如果人们尝到了这么好吃的巧克力曲奇，他们一定就会来买，"罗伯特说。他开始拿着样品站在外面，说服人们买饼干。他是一位非常善于交际的人，他热情四溢，迅速感染了其他人。

3 年后，尽管不像初步预测的那样宏大，罗伯特和帕特森也开设了 16 家分店。罗伯特建议他们新增一些菜品，如三明治，并将他们的公司命名为"天堂面包店"（Paradise Bakery），因为当时购物中心运营商向面包店收取的租金低于饼干店。面包店很受欢迎。帕特森对更名后赢利能力的提高感到震惊。他们以 600 万美元的价格将该连锁店卖给了查特豪斯公司（Chart House Enterprises）。即使南希·哈格蒂与帕特森离婚后，仍然继续向麦当劳批发销售类似软而耐嚼的饼干。

===

到 1990 年，罗伯特通过投资为自己赢得了足够的声誉，他被邀请到加州大学圣芭芭拉分校基金会的董事会任职，这是他当年辍学的大学的主要筹款机构。他还通过通信器械公司（Communication Machinery Corporation）从事以太网业务，投资该公司并担任董事长。这家公司提出了一种用于建立局域网的计算机网络技术。公司最终以价值 4000 万美元的股票卖给了罗克韦尔自动化（Rockwell Automation），这给罗伯特带来了 1500 万美元的税后收入。

通过在加州大学圣芭芭拉分校的人脉，罗伯特认识了加州大学圣芭芭拉分校计算机工程博士王友伦（Yulun Wang）。王友伦说服罗伯特投资了一家名为"计算机运动公司"（Computer Motion）的新公司，该公司原本打算为外太空制造机器人。但是，美国航空航天局（NASA）从来没打算要机器人。与此同时，一位认识罗伯特的圣芭芭拉外科医生认为，在他们行业的人会对这些发明感兴趣。王友仑和罗伯特改变了方向，计算机运动公司开始制造医疗机器人。在微创手术过程中，机器人协助外科医生移动内窥镜，在患者体内观察并拍摄稳定的图像。

罗伯特在计算机运动公司首次公开募股时成为该公司的首席执行官。这些年来，他过着疯狂的商业生活，而就在几个月后癌症夺走了德米安的生命。

这是罗伯特在医疗保健行业的尝试。他开始宣传计算机运动公司开创的理念，即"对患者和医生都友好"的手术技术。该公司有 2400 万美元的年收入。其在法国斯特拉斯堡的业务促使时任总统雅克·希拉克授予罗伯特法兰西共和国荣誉军团勋章。

尽管如此，计算机运动公司还是在亏钱，而且面临着拥有更大、更强条件的直觉外科公司（Intuitive Surgical）的竞争压力。但计算机运动公司为其机器人系统申请了一系列早期专利，并起诉了其竞争对手直觉外科公司侵犯其专利权。为了解决专利诉讼问题，直觉外科公司在 2003 年以 1.5 亿美元的价格收购了计算机运动公司。对于罗伯特来说，这笔交易来得正是时候。计算机运动公司那时的状况很不稳定。为了在签署交易和完成交易之间的这段时间里能够维持生计，罗伯特还从直觉外科公司获得了 730 万美元的融资。

===

在计算机运动公司的出售确定后，罗伯特又可以自由地专注于其他新项目。他仍然是直觉外科公司的董事会成员，但直觉外科公司的高管基本上接管了公司的运营。罗伯特最终出售了他在直觉外科公司的大部分股票。在 60 岁时，他的净资产约为 6500 万美元，经营着一家小型投资咨询公司"罗伯特·杜根"（Robert W. Duggan & Associates），该公司拥有几十个客户。大多数情况下，他在圣芭芭拉的一间办公室用自己的钱进行投资。

大约在这个时候，罗伯特将注意力转向一家名为"法莫斯利医药"的小型生物科技公司。这家公司总部位于加利福尼亚州桑尼维尔市（Sunnyvale, California），离他童年的家不远。但这并不是罗伯特感兴趣的原因。

多年来，法莫斯利医药公司一直在尝试开发一种旨在使癌细胞更容易受到辐射影响的药，从而增强放射治疗的影响。该公司一直在测试这种药，也以其品牌名称莫特沙芬钆而闻名，专门针对脑癌。

罗伯特想起了他早逝的儿子德米安，他觉得自己与法莫斯利医药公司想要实现的目标有某种联系，于是便开始购买法莫斯利医药公司的股票。

在 2004 年，罗伯特积累了不少法莫斯利医药公司的股票后，他认为是时候向公司的首席执行官介绍自己了。他决定给理查德·米勒（Richard Miller）打个电话。

第 2 章

科学之子

　　理查德·米勒认为自己是一名科学家。他是一位非常熟悉生物技术的医学博士，也是斯坦福大学的临床医学教授（Clinical Professor），这正是罗伯特所不具备的。米勒的妻子桑德拉·霍宁（Sandra Horning）此时已是斯坦福大学的肿瘤学专家，她后来成了美国临床肿瘤学会（American Society of Clinical Oncology）的主席。

　　54 岁的米勒是法莫斯利医药公司的联合创始人和首席执行官。这家小型生物技术公司正在应对股价暴跌的问题。出人意料的是，他接到了一个陌生人的来电，正是罗伯特打来的。罗伯特说，自己一直在购买法莫斯利医药公司的股票，希望能够与米勒见面。最近米勒正忙于捍卫公司的利益，试图打消华尔街对法莫斯利医药公司的疑虑，同时也正好在寻找新的股东。

　　米勒说，他很乐意见上一面。

　　罗伯特对米勒的背景进行了一番研究。米勒是一个秃顶、戴眼镜的人，由于在开创性的癌症疗法上发挥了重要作用，他在硅谷声名远扬。罗伯特发现他自信、充满热情，且机敏过人。

　　在米勒位于桑尼维尔的会议室里，罗伯特向米勒讲起了自己的儿子德米安得脑瘤并在 26 岁英年早逝的故事。他说，因为该公司致力于治疗脑癌，基于投资者和个人的双重身份，他对法莫斯利医药公司非常感兴趣。他还回顾了自己的商业履历，其中包括刚刚出售的计算机运动公司。

米勒被罗伯特的故事打动了，将法莫斯利医药公司的临床试验状况告诉了他。该公司的先导候选药物莫特沙芬钆，在试用于不同类型的癌症在患者大脑中扩散的大型研究中，惨遭失败，这直接导致法莫斯利医药公司的股票暴跌。这项试验已经进行到后期，米勒希望该研究能够使美国公共卫生监管机构，即美国食品药品监督管理局（FDA）认可该药物的安全性和有效性，并批准该药物进入美国市场。尽管结果令人倍感失望，米勒还是将注意力集中到其中一组（肺癌已扩散到大脑的）患者身上，该药物在他们身上显示出一定疗效。于是法莫斯利医药公司开始招募 550 名患者参加一项新的后期试验，米勒认为该试验可以证实在该组患者中观察到的临床效果。

罗伯特很高兴法莫斯利医药公司致力于治疗脑癌。早期，法莫斯利医药公司甚至在胶质母细胞瘤患者中，进行过莫特沙芬钆疗效的研究，而这正是德米安患过的脑癌。米勒通过对罗伯特初步了解，觉得他人不错。他在会议后得出的结论是，罗伯特并不懂科学，但他是一个被深沉情感所驱动的人，他希望为脑癌患者寻找治疗方法，因为他与对儿子的记忆有着深深的情感羁绊。米勒还推测罗伯特很富有，而法莫斯利医药公司的股票很便宜，这对他很有吸引力。

在他们初次会面后不久，米勒又接到了罗伯特的电话。罗伯特表示自己又购买了法莫斯利医药公司的股票，而且有不少问题想跟米勒交流。在此之后，罗伯特时不时来与米勒交谈，并持续购买法莫斯利医药公司的股票。截至 2004 年 9 月，罗伯特已经购买了近 100 万股，占法莫斯利医药公司股票总数的5%，当时股价徘徊在每股 10 美元左右，总计约 1000 万美元。米勒觉得自己找到了一个坚实的"盟友"。

===

米勒热爱医学和棒球。他在新泽西州纽瓦克（Newark）的街头打棒球长大，在富兰克林与马歇尔学院（Franklin & Marshall College）参加过大学棒球比赛，并主修化学。拿到医学学位之后，他加入了位于加利福尼亚州帕洛阿尔托（Palo Alto）的斯坦福大学，并在 20 世纪 70 年代中期开始研究免疫系统中负责抵御感染的细胞所引起的癌症，即人体的生物防御网络。

斯坦福大学是淋巴瘤（一种血液癌症）的研究中心。淋巴瘤分为很多类型，但它们都起源于淋巴细胞。淋巴细胞就是免疫系统中的白细胞，通常是 B 细胞或 T 细胞，它们会变成恶性细胞并失控。

罗纳德·列维（Ronald Levy）是斯坦福大学的明星学者，他邀请米勒一起参与一项前沿的研究项目。在这个项目中，他们要研究一种叫作单克隆抗体（Monoclonal Antibodies）的东西，这种东西是实验室人员在人类和老鼠身上设计的合成蛋白，可以激发免疫系统攻击癌细胞和其他疾病。这种单克隆抗体为治疗淋巴瘤提供了一种思路。

列维和米勒非常兴奋，他们成立了一家公司将这项技术商业化。在 1985 年，他们与其他人合作创立了艾迪制药公司（IDEC Pharmaceuticals）。他们发现，在靠近斯坦福大学校园的沙山路（Sand Hill Road）上，从大型风险投资机构那里融资很容易。他们的资金由知名机构凯鹏华盈（Kleiner Perkins Caufield & Byers, KPCB）的布鲁克·拜尔斯（Brook Byers）牵头，他还聘请了一位专业的首席执行官来帮助他们。

13 年后，艾迪制药公司开始生产利妥昔单抗（Rituxan），这是美国食品药品监督管理局批准用于治疗癌症，尤其是非霍奇金淋巴瘤的第一种单克隆抗体。这种药物将以利妥昔单抗的品牌名销售。艾迪制药公司最初成立时，列维留在了斯坦福大学，但是米勒并没有留下，而是在艾迪制药公司成立之初，就加入了该公司进行研究。保险起见，米勒继续在斯坦福医学中心（Stanford Medical Center）兼职行医。米勒乐于帮助病人，在后续的职业生涯中，他坚持每周下午去看望他们。

米勒的一位癌症患者叫乔纳森·塞斯勒（Jonathan Sessler）。他们的关系已经延续了多年，因为米勒最初在斯坦福医学中心担任主治医师时就开始治疗塞斯勒了。当时，塞斯勒正在斯坦福大学攻读化学博士学位。塞斯勒在上大学时被诊断出患有淋巴瘤，并通过放射治疗成功治愈了，但当他第一次来到米勒医生的诊所时，这位年轻的医生不得不告诉塞斯勒，他的癌症复发了。米勒对塞斯勒进行了六个月的化疗。治疗的过程非常残酷，塞斯勒在他化疗预约之前会不由自主地开始呕吐。

尽管对塞斯勒来说，治疗癌症是个很艰难的过程，但治疗见效了。病愈后塞斯勒成了得克萨斯大学奥斯汀分校的化学教授，但他的患癌经历给他留下了不可磨灭的印记，这段经历激励他将化学知识应用于癌症治疗。塞斯勒继续与米勒预约随访，而米勒也会在他就诊期间，向他介绍最新的工作思路和想法。

在一次会面中，塞斯勒描述了关于合成新型环状分子的过程，这些分子可以将钆（Gadolinium）等重金属置于其中心，从而有可能使肿瘤细胞对辐射更加敏感。他认为，可以通过设计，将其选择性地积聚在癌细胞中。这些分子的形状让塞斯勒想起了得克萨斯州旗上的五角星，因此他将它们命名为"得克萨卟啉"（Texaphryns）。米勒对此很好奇。如果能使放射治疗更有效，这将会是癌症治疗领域的一个转折点。"塞斯勒，我们可以为此开一家公司"，他说道。

1991 年，米勒离开了艾迪制药公司，与塞斯勒一起创办了法莫斯利医药公司。他从投资艾迪制药公司的一位风险投资家那里筹集到了资金，而这一次，米勒将亲自担任首席执行官。他很兴奋，并相信得克萨卟啉方法和由此产生的药物莫特沙芬钆会对癌症治疗产生巨大影响。华尔街也是如此。2000 年，法莫斯利医药公司上市，其股价达到 80 美元，市值超过 10 亿美元。

然而，当莫特沙芬钆的大范围的后期试验失败时，公司的股价开始暴跌。在 2005 年 12 月，当罗伯特开始购买法莫斯利医药公司的股票，并与米勒首次见面时，莫特沙芬钆的第二个关键试验也以失败告终。该项试验是莫特沙芬钆后期研究的一部分，仅在肺癌出现脑转移的患者中进行测试。

米勒是个棒球爱好者，他深知这个局面意味着什么。现在莫特沙芬钆已经遭受了双重打击，米勒需要有人向他投出一记易于击中的好球。

===

克莱格·文特尔（J. Craig Venter）来到生物技术的发源地——加州的南旧金山（South San Francisco），开始了他相信将永久改变该行业的一场革命。在 2000 年，他曾经和克林顿一同站在白宫东厅，见证后者宣布了一项具有里程碑意义的科学突破。作为一个特立独行的遗传学家，文特尔创建了塞雷拉基因组公司（Celera Genomics），担任公司的董事长和首席科学家，带领团队进行人类基因组图谱绘制。这是一场重大的科学竞赛，文特尔需要与国际"人类基因组计划"（Human Genome Project）竞争，而后者接受了美国政府的慷慨资助。文特尔的挑战加速了人类基因组计划。最终，塞雷拉基因组公司和人类基因组计划在白宫共同宣布，他们成功绘制出人类基因图谱。

文特尔认为，人类基因组图谱可以被挖掘，用于解决实际问题，揭示新药和疾病治疗方法研发的奥秘。华尔街也认同这个想法，塞雷拉基因组公司的股票随之飙升至 140 亿美元的市值。为了进入药品行业，塞雷拉基因组公司于 2001 年以其高价的股票收购了爱克西斯制药公司（Axys Pharmaceuticals），折合 1.74 亿美元。

爱克西斯制药公司的总部和其毗邻的 43500 平方英尺 [①] 的化学大楼位于生物技术世界的中心——南旧金山。在基因泰克公司（Genentech）开设工厂后，生物技术行业在 101 号高速公路（Highway 101）以东的工业区蓬勃发展。基因泰克在合成胰岛素方面处于领先地位，成为第一家从风险投资机构融资，并首次公开募股的生物技术公司。该公司的股票开创了生物技术领域投资的先河。这也为专注于新药突破的小公司开启了一个重要的融资机制，让投资者有机会押注那些开发一种或两种药物的高风险、高回报的公司。如果药物成功，投资者可能会大赚一笔，但这些公司的产品组合却相对单一。如果研发的主要药物失败，则没有任何回旋的余地。这与制药公司截然不同，后者的股价受到各种不同药物的组合的影响。

文特尔从位于马里兰州罗克维尔（Rockville）的塞雷拉基因组公司总部前往南旧金山，分享他将医学科学与软件和算法融合的生物技术的新愿景。他向爱克西斯制药公司的 55 名化学家和生物学家表示，塞雷拉基因组公司想要以一种新型的、改良的方式制造药物。基因泰克等大型制药公司使用的旧方法过度依赖人类混乱的创造力、运气和机缘巧合，它们会被大型

---

① 1 平方英尺 ≈ 0.093 平方米。——编者注

科学数据和计算机驱动的分析中特有的精度和知识所取代。这个想法的意图是利用塞雷拉基因组公司收集的基因解码数据，锁定特定的生物靶点，并请爱克西斯制药公司的化学家为公司计划研发可能的药物。塞雷拉基因组公司将通过模拟药物与基因和蛋白质的相互作用，来找出有效的实验药物，从而将人体药物试验的成功率由十分之一提高到三分之一。

如果文特尔是对的，塞雷拉基因组公司可以避免毫无结果的试验，节约数十亿美元。为了获得美国食品药品监督管理局的批准，一种药物必须在严格监管下，通过实验室和动物的测试。然后，这种药物需要在人类身上进行临床研究：第一阶段试验在少数患者中测试药物，约 20 人；第二阶段试验在更多的患者群体中评估药物的安全性和有效性；第三阶段试验通常将药物与其他治疗方法进行比较，以获得监管批准。针对单个药物，所有这些试验的成本就可能超过 10 亿美元。而文特尔声称他可以创造一种更合理、更有效的药物开发方法。

爱克西斯制药公司的化学家们或多或少地翻了翻白眼。他们知道药物开发成功的道路非常复杂，认为文特尔的想法似乎太过离奇。实际上，在文特尔的短暂访问之后，事情并没有太多进展。文特尔回到了马里兰州，不到一年，他就离开了塞雷拉基因组公司。爱克西斯制药公司的化学家们还继续按照惯例开展业务，探索新的科学概念，并以他们之前的方式制备化合物。

2002 年，爱克西斯制药公司的一些化学家开始关注酪氨酸激酶抑制剂这个热门的新领域。

人体内有数百种不同的激酶，这些酶在催化细胞发育、信号传递和分裂中起着至关重要的作用。其中一组叫作酪氨酸激酶，这种激酶控制着细胞生长。当这些开关受损时，细胞就会开始不受控制地生长，有时甚至会产生肿瘤。

酪氨酸激酶抑制剂的作用就像它名字所体现的那样：它阻断酪氨酸激酶的活性，还会修复损坏的开关。

在塞雷拉基因组公司，一小部分化学家开始考虑抑制布鲁顿氏酪氨酸激酶（Bruton's tyrosine kinase）。他们认为这种做法可能有助于治疗类风湿性关节炎，这种疾病会使手脚关节疼痛不堪。

布鲁顿氏酪氨酸激酶的英文首字母缩写为 BTK。BTK 是一种信号酶，它帮助 B 细胞发育成功能齐全的细胞，使其可以抵抗感染并进行繁殖。但过度活跃的 B 细胞有时会过度刺激免疫系统，使免疫系统不再保护身体，而是产生炎症细胞和抗体，攻击健康的身体组织，导致类风湿性关节炎等自身免疫性疾病。塞雷拉基因组公司的药物研发人员认为类风湿性关节炎市场有利可图，并认为阻断 BTK 可能是阻止过度活跃的 B 细胞繁殖从而避免炎症的一种方法。

为了确定 BTK 的生物学特性，化学家们决定制造共价弹头（Covalent Warheads），这是一种小分子化合物，它们能够不可逆地结合或黏附到目标分子上。当时，由于共价化合物的不可逆性，药品行业普遍会回避这种化合物。科学家更倾向于那些可以结合到目标并随后释放的药物。尽管如此，该小组还是想研究共价化合物，但只是作为探针，以便了解抑制 BTK 对细胞系统产生的影响，验证该酶作为药物靶点的可行性。这些共价化合物只是被设计成工具，并非可行的备选药物。为了研发实际药物，塞雷拉基因组公司研发团队还合成了不会黏附到 BTK 上的抑制剂。

在这项高度技术性的工作中，有一个年轻且富有创造力的化学家叫潘峥婴（Pan Zhengying）。有一天，潘峥婴突然产生了一个合成化合物的点子，于是他毫不犹豫地冲进计算化学家保罗·施普伦格勒（Paul Sprengeler）的办公室。潘峥婴身材高大，黑发蓬松，他自 1994 年从北京大学化学系毕业后便前往美国，在哥伦比亚大学获得了有机化学博士学位，并于 2000 年前往斯坦福大学进行博士后研究。两年后，潘峥婴开始在塞雷拉基因组公司南旧金山的化学大楼工作。

在施普伦格勒的办公室里，两位化学家在计算机上设计了潘峥婴想象中的分子。他们依据潘峥婴在纸上绘制的分子二维结构图，开始构建分子的三维结构。塞雷拉基因组公司南旧金山分部的化学家专门从事这种分子结构的设计工作。整个设计过程用了不到两个小时。

在实验室工作时，潘峥婴借助化学反应合成了他与施普伦格勒设计的不可逆化合物。他花费了数天时间创造出自己设计的分子。接着，他的小组测试了其中一种化合物在老鼠身上的效果，在测试中，该化合物成功作用到 BTK 并将其阻断。测试还表明，在老鼠试验中，类风湿性关节炎特征有所减轻。

潘峥嬰面临的问题是，在塞雷拉基因组公司，没有人认为他所做的这一切特别重要。新的 BTK 计划从未引起塞雷拉基因组公司高层管理人员的注意。很快，塞雷拉基因组公司决定放弃在其南旧金山工厂进行的所有药物开发，包括有关 BTK 的工作。塞雷拉基因组公司在马里兰州的高管们决定退出制药行业，并关闭这家公司。对于塞雷拉基因组公司来说，通过挖掘人类基因图谱来制造药物的想法是一条死胡同，是生物技术行业又一次失败的试验。

尽管如此，在塞雷拉基因组公司关闭其南旧金山制药工厂之前，潘峥嬰造出的不可逆 BTK 抑制剂还是被赋予了一个代号：CRA-032765。

===

在桑尼维尔的路上，米勒仍在寻找击球的目标。他曾与法莫斯利医药公司的董事会讨论过寻找新的候选药物，但不确定下一步该怎么做。"好药可不是从树上长出来的，"他心想。大约在这个时候，也就是 2006 年 3 月，他接到了塞雷拉基因组公司年轻的计算化学家肯·布拉默尔德（Ken Brameld）的电话。

留在斯坦福医学中心继续行医的一个好处是，米勒能与新生代的医生和研究人员建立联系，并了解他们的想法。米勒总是在周围晃荡，与新来的主治医师闲聊、与教授交流想法。年轻的住院医师常常向米勒请教病人的治疗建议，并喜欢与他交往。米勒聪明且温和，平易近人。正是通过这个社交网络，布拉默尔德与米勒建立了联系。

布拉默尔德在一个周五下午到访了位于桑尼维尔的法莫斯利医药公司，向米勒寻求建议。他告诉米勒，塞雷拉基因组公司已经决定放弃药物研发，并停止在南旧金山的所有工作。大部分化学家和生物学家，包括潘峥婴，都已经被解雇。化学大楼中的大部分区域都已经关闭，只有少数员工留下来处理后事，他们大部分人都在外面寻找新工作，而总部已下令让他们抛售开发的化合物。布拉默尔德想知道如何找到他一直在研究的病毒学化合物，并围绕这些化合物开办自己的公司。他向米勒寻求指导意见。隔着一张办公桌，米勒分享了他的经验，以及他对商业计划和融资方面的见解。这时，米勒的创业热情被激发出来，虽然他对病毒学不感兴趣，但他想知道塞雷拉基因组公司是否有其他可供法莫斯利医药公司使用的东西。

"告诉我塞雷拉基因组公司还有些什么，"米勒说。

布拉默尔德向米勒介绍了一个组蛋白脱乙酰酶抑制剂项目，这个项目名为 HDACs，是塞雷拉基因组公司的龙头项目，也是非常早期的 BTK 项目。

布拉默尔德刚离开办公室，米勒就打起了电话。

随后的星期一，米勒开车前往塞雷拉基因组公司位于南旧金山的办公室。在早上九点的会议上，像往常一样，米勒直截了当、有力地表达自己的看法。在一个会议室里，塞雷拉的一群中层员工向米勒展示了他们的治疗项目，介绍了他们的治疗方案，大部分时间都花在了塞雷拉的领先 HDAC 抑制剂化合物上，该化合物已经在进行Ⅰ期淋巴瘤患者的试验。可米勒表示他对塞雷拉的病毒学药物不感兴趣。塞雷拉团队转而讨论BTK抑制剂项目，该项目包括可逆和不可逆的化合物，旨在治疗类风湿性关节炎。

米勒提出了一个想法："也许（BTK抑制剂）是治疗B细胞淋巴瘤的好思路？"

可塞雷拉团队认为米勒的想法根本行不通。会议持续了两个小时。

米勒有B细胞淋巴瘤的专业背景，而他的妻子则是淋巴瘤领域的专家。米勒参与推出了一种具有突破性的淋巴瘤药物利妥昔单抗，该药物通过干扰免疫系统中的某些白细胞（B细胞）来治疗恶性淋巴瘤，从而将这些异常细胞从血液中清除。回到家后，米勒仔细思考，认为通过阻止B细胞激酶（BTK）来干扰B细胞的功能和信号传递，也许是另一种帮助血液癌症患者的有效途径。与这一想法相关的一些新研究此时也正在进行中，其中一部分由米勒的同事罗纳德·列维在斯坦福大学的实验室中进行，米勒每周都会去那里拜访。

米勒经过深思熟虑后，致电塞雷拉基因组公司，表示有兴趣购买HDAC抑制剂。该药物已进入临床试验阶段，在患者群体中进行过测试，因此价值相对较高。在通话快结束时，米勒还提出，他需要一种血液凝固药物，希望塞雷拉基因组公司能够提供BTK抑制剂药物，这笔交易很快便敲定了。尽管法莫斯利医药公司的资金并不富裕，但该公司的董事会授权米勒使用股票完成交易。

米勒还面对一道难题。通常，医药交易是不涉及资产实际收购的，公司通过许可协议购买的是药物的商业权益。BTK 抑制剂项目在塞雷拉基因组公司的优先级很低，以至于该公司甚至没有为这些化合物申请专利，包括潘峥婴的 CRA–032765。它现在只能算作试管里的一些毫无价值的白色粉末。因此，法莫斯利医药公司直接购买 CRA–032765 和塞雷拉基因组公司的其他 BTK 抑制剂化合物是一种很少见的情况。由于没有专利知识产权可供许可，该公司购买了这些化合物，获得了所有权。整个交易太不寻常了，以至于米勒担心塞雷拉基因组公司的某个人最终会开车到桑尼维尔，然后把一堆试管扔在他的桌子上。

米勒的担忧是多余的，塞雷拉基因组公司交付了与该程序有关的所有文件，甚至包括潘峥婴的笔记本。米勒还聘请了他在谈判中认识的一些塞雷拉基因组公司的科学家。2006 年 4 月，米勒协商为这三个项目预先支付 200 万美元的现金和 450 万美元的股票。扣除交易成本后，交易总额高达 660 万美元。

在这笔 660 万美元的交易中，塞雷拉团队认为 BTK 抑制剂几乎没有任何价值。通常，销售公司会保留一小部分药物未来的净销售额，但塞雷拉基因组公司甚至懒得从法莫斯利医药公司后续对 BTK 抑制剂项目的开发中获得任何额外收益。没有人期望 BTK 抑制剂有前途。在塞雷拉团队成员看来，该公司基本上是免费将 CRA–032765 拱手相让了。

第 3 章　　篡位夺权

　　一年后，米勒感到沮丧和愤怒。他开始将一直困扰着他的事情一件件写下来。他对美国食品药品监督管理局及其"血液和肿瘤产品办公室"（Office of Hematology and Oncology Products）感到恼火。该办公室的负责人理查德·帕兹杜尔（Richard Pazdur）以阻挠抗癌药物获批而闻名。米勒认为美国食品药品监督管理局的官僚们已经忘记了什么才是重要的。他决心为此做点什么。

　　米勒起草了一篇评论文章，旨在抨击美国食品药品监督管理局针对癌症患者治疗方案的否决行为。米勒写道，医学和统计学之间的鸿沟让美国食品药品监督管理局的审批程序陷入了瘫痪。这使得获取美国食品药品监督管理局批准的抗癌药物来救治病重的患者变得非常困难。在文章中，米勒还着重讲述了法莫斯利医药公司的实验性脑癌药物莫特沙芬钆的传奇故事。"美国食品药品监督管理局的审批流程——不论是对治疗小病的药物还是癌症疗法——都死守着同一套已经过时的统计标准，"他解释道。

　　米勒将他的文章投递到《华尔街日报》（*The Wall Street*

Journal）的评论版。该报将这篇他的署名文章刊登到显眼的
位置。

几个月前，米勒下了一个胜算不大的赌注。他让法莫斯利
医药公司向美国食品药品监督管理局提交新药申请，以此获得
莫特沙芬钆进入市场的批准。数据表明莫特沙芬钆在一定程度
上对癌症扩散到大脑的肺癌患者有效，米勒希望这些数据能够
影响监管机构的决定。考虑到莫特沙芬钆失败的临床试验，他
知道自己处于不利的地位，但他希望美国食品药品监督管理局
至少给他一次机会。然而事与愿违，美国食品药品监督管理局
回复了一封"拒绝提交"的回函。监管机构甚至不打算考虑莫
特沙芬钆的申请，并在未经审查的情况下拒绝了该药物。这是
莫特沙芬钆遭遇的第三次打击。

米勒绝不放弃。在 2007 年 4 月，他冒着反对意见，让法
莫斯利医药公司以抗议的方式向美国食品药品监督管理局提交
了莫特沙芬钆的新药申请。这是一种非常罕见的寻求药品批准
的方式。本质上，米勒已三次挥杆，试图推出莫特沙芬钆，都
以失败告终，但他并没有离开赛场，而是对判罚提出了质疑。

现在，米勒将他的不满带到了《华尔街日报》的版面上，
在这里与美国食品药品监督管理局这个掌握着法莫斯利医药公
司及实验药物生杀大权的监管机构进一步对峙。

虽然米勒写得很有道理，但生物技术界的许多人仍然认为
公开质疑美国食品药品监督管理局对莫特沙芬钆的决定是疯狂
的。美国食品药品监督管理局的官员今后将如何对待法莫斯利

医药公司？对于某些人来说，米勒希望莫特沙芬钆获批的想法似乎不切实际。坊间有一些传言，这种药物使一些病人的皮肤变成橄榄绿色。谁愿意服用一种会让自己变绿的药物？

但米勒的"战斗"才刚刚开始。2007 年 8 月，他在《华尔街日报》发表了第二篇评论文章，认为"目前美国食品药品监督管理局的政策阻碍了对癌症和其他致命疾病突破性治疗方法的开发"。2007 年底，米勒又在《华尔街日报》发表了第三篇评论文章，谴责美国食品药品监督管理局"烦琐且限制过度的政策"。

接到罗伯特·杜根的电话时，米勒刚在夏威夷的一家旅馆洗完澡。米勒不是在夏威夷度假，而是与一家生物技术公司会面。他认为这家公司可以与法莫斯利医药公司合作。

"米勒先生，我现在拥有很多贵司的股票，"罗伯特说，"我想我应该加入我们的董事会。"

"哎呀，"米勒回应，"我们见一下吧。让我思考一下这件事。"

米勒挂断电话后，立即给他的律师和公司董事会的一些成员打了电话。罗伯特拥有 390 万股，占公司股票总数的 15% 左右。米勒得到的反馈是，让罗伯特在董事会中占有一席之地也是合理的。罗伯特是法莫斯利医药公司的最大股东，而公司的股票表现不佳。故意挑起争端是没有意义的。于是，罗伯特于 2007 年 9 月加入董事会。

在罗伯特加入法莫斯利医药董事会 3 个月后，米勒收到了美国食品药品监督管理局的一封"不批准"的回函，驳回提交的莫特沙芬钆药物申请。对于米勒来说，这一切都结束了。他竭尽全力推进这种药物，并在这条路上花费了将近二十年的时间。他已经尽其所能了。尽管结果很难令人接受，但这是必须继续前进的时刻。即使是米勒，现在也能看到机会就在眼前。

2008 年 2 月，法莫斯利医药公司宣布了公司重组事宜。该公司已完成对莫特沙芬钆的新试验，并将尝试出售或授权该药物。在一份新闻稿中，米勒宣布从现在开始，法莫斯利医药公司将专注于 HDAC 抑制剂和从塞雷拉基因组公司获得的其他备选药物。

为了跨过这道坎，米勒做出了一个具有重大意义的决定，但在当时他和其他人并没有充分意识到这一决定的重要性。这个决定将使得法莫斯利医药公司在开发"得克萨卟啉"或脑癌疗法的过程中变得更加重要。米勒决定，在患有淋巴瘤（而不是风湿性关节炎）的人群中，测试自己从塞雷拉基因组公司买来的不可逆 BTK 抑制剂 CRA–032765 的效果。

这个决定背后有一个简单的逻辑。当 B 细胞抵抗病毒或细菌入侵时，会被激活并繁殖成克隆细胞以对抗病原体。但有时候，这些信号会被"黑客"攻击并错误地刺激异常 B 细胞活化，即使没有威胁，也会导致血液癌，如淋巴瘤和白血病。米勒对此非常了解，而一些证据表明，这些突变的恶性 B 细胞可能依赖于一条穿过 B 细胞表面蛋白质的信号通路，即 B 细胞受体。布鲁顿氏酪氨酸激酶在这个 B 细胞受体信号通路中发挥作用。或许可以用一种能够安全结合到 BTK 并阻断其在通路中作用的药物，以此来阻止恶性淋巴瘤细胞的存活和繁殖，这只是一种直觉，但这正是米勒想要探索的。

法莫斯利医药公司购买了两个不同系列的 BTK 抑制剂：一个系列由那些能够黏附酶，并进行不可逆结合的共价化合物组成，如工具化合物 CRA-032765；另一个系列则由可逆化合物组成。埃里克·弗纳（Erik Verner）是一位从塞雷拉基因组公司加入法莫斯利医药公司的化学家，他在公司实验室中对这两种化合物进行了筛选和细胞测定，并进行一些小鼠测试。

实验室工作收效甚微，找到合适的细胞或动物模型是一项挑战。但是弗纳发现，那些不可逆的黏性化合物更有能力关闭 B 细胞受体信号通路。弗纳向米勒汇报了结果，米勒认同应该专注于开发不可逆的、黏性的抑制剂。其中，工具化合物 CRA-032765 表现最为出色。为了体现该分子现在属于法莫斯利医药公司所有，它被赋予了新的编码名称 PCI-32765。

弗纳的小规模研究表明，一些不知名的化合物能够关闭一条信号通路。但这对于股价已跌至约 2 美元没有起到任何帮助。然而，米勒认为值得投入大约 100 万美元进行一个小型的临床试验，测试 PCI-32765 在淋巴瘤患者中的疗效——这种癌症患者正是他每周在斯坦福治疗的类型，他知道这些人需要帮助。

丹尼尔·波利亚（Daniel Pollyea）只是在斯坦福医疗中心工作间歇休息一下。这位 30 岁的医生对血液癌很感兴趣，他从芝加哥大学普利兹克医学院（Pritzker School of Medicine）毕业后成为一名临床研究员。作为俄亥俄州哥伦布市（Columbus）一名医生的儿子，波利亚试图在那些极度自负的教授之间游走，避免卷入他们之间的竞争和政治斗争。他与桑德拉一起工作，并且与桑德拉的丈夫米勒密切合作。米勒很支持波利亚，两人相处得非常愉快。

一天，波利亚系着领带、穿着白大褂，在接待患者的休息间隙时，米勒过来找他谈话。米勒在斯坦福大学没有自己的办公室，因此他带着波利亚来到桑德拉的大办公室，两人坐在桑德拉办公桌前的椅子上。"我得到了这种药物，"米勒说，"这是一种 BTK 抑制剂。我妻子有利益冲突，不能负责这个研究。她本应是最合适的人选。我希望你能来负责这项研究。"

波利亚迫不及待地接受了在患者身上进行真正的临床试验的机会。这正是他一直梦寐以求的。对于一个研究助理来说，这是一次难得的机会。

波利亚打开他的笔记本，记录下米勒的指示：

BTK 抑制剂

BCR（B 细胞受体）信号传导的早期步骤

更集中的抑制……

不可逆……安全问题？

准备好了！

与兰加纳一起工作？

这些是由米勒设计的第一期 PCI-32765 临床试验的初步设想，这将由波利亚和他们的同事兰加纳·阿德瓦尼（Ranjana Advani）共同负责。如果没有米勒，这次试验将不会发生。他撰写了针对患有不同淋巴瘤的患者进行试验的研究计划，即试验草案。这些患者可能是复发性的，意味着在一段治疗和改善后，癌症再次出现；或者是难治性的，意味着它已经对治疗产生了抗药性。米勒过去曾经写过许多试验草案。这次他自己动手写了这个协议，因为法莫斯利医药公司刚刚裁掉了将近一半的员工，几乎没有其他人可以撰写。

这是一项典型的逐步增加剂量的研究，旨在确定对患者安全的治疗药物水平。该计划要求患者每天吞服一次胶囊剂，持续四周，然后停药一周进行恢复。在度假时，米勒写下了草案，并时常向妻子寻求意见："血红蛋白的参考值应该是多少？"他会问妻子，"血小板的呢？"

在撰写草案时，米勒做了许多决定，其中一个决定特别关键：他决定将慢性淋巴细胞白血病（Chronic Lymphocytic Leukemia，CLL，简称慢淋）患者纳入研究，这是成人最常见的白血病形式之一。

在一个淋巴瘤草案中包括慢淋患者有些不寻常，但米勒有一个充分的理由。在慢淋中，许多恶性细胞存在于血液中，而对于大多数淋巴瘤而言，癌细胞主要存在于淋巴结和其他组织中。米勒希望能够测量和观察药物与癌细胞的结合情况。通过慢淋患者，他可以便捷地观察血液样本，而不需要进行烦琐的淋巴瘤患者活检。法莫斯利医药公司继续向美国食品药品监督管理局提交了一份申请，测试 PCI-32765 在淋巴瘤和慢淋患者中的安全性和有效性。

但罗伯特并不喜欢法莫斯利医药公司现在的发展方向。一方面，他还没有准备好放弃曾经吸引他投资该公司的治疗脑癌的药物莫特沙芬钆。此外，罗伯特在法莫斯利医药公司的投资上亏损了很多，至少在纸面上如此。该公司的股票现在已经跌破了 1 美元，纳斯达克股票交易所正威胁将其摘牌。罗伯特一直在向米勒施压，希望再启动第三期莫特沙芬钆试验。必须有人来挽救这艘船。

罗伯特对莫特沙芬钆的想法来自他的老同事雷纳·埃德特曼（Rainer Erdtmann），大家都称他为拉姆西斯（Ramses）。埃德特曼身材高大，显得威风凛凛，他于 20 世纪 90 年代中期从德国来到美国，不久之后就与罗伯特结识。埃德特曼的母亲教会的一个朋友认识了罗伯特的妻子特里什·杜根（Trish Duggan），从而与罗伯特建立了联系。埃德特曼之前在法兰克福担任过一段时间的投资银行家和投资组合经理。

有一段时间，埃德特曼在圣芭芭拉担任罗伯特的投资组合经理。他们一直保持着密切的联系，在 2007 年，罗伯特邀请当时年近 40 岁的埃德特曼对法莫斯利医药公司进行一些研究。埃德特曼几乎没有生物技术方面的经验，但他接受了这份邀请，开始深入研究莫特沙芬钆的试验。为了帮助他完成这个项目，罗伯特邀请了一位在医院工作的生物统计学家朋友帮忙分析所有数据，并预测到一项专注于转移性肺癌某个亚组的莫特沙芬钆第三期试验可能会奏效。

罗伯特把这份统计结果带给米勒，但米勒并不买账。米勒的经验是，如果你对数据进行切分，可以得出任何你想要的结果。当他们交谈时，米勒发现自己很难跟上罗伯特的思路，因为他总是从一个想法跳到另一个想法。尽管他认为罗伯特非常聪明，但自己仍很难与他沟通。"要想试着向罗伯特解释邦费罗尼校正（Bonferroni Correction）和生物统计学，"米勒会说，"那是不可能的。"有时他们的谈话会让米勒觉得有点奇怪，他声称罗伯特曾经问过 BTK 是否在体内。"罗伯特，它在 B 细胞中，"米勒回答道。说到底，米勒只是反对再做一次莫特沙芬钆试验。

为了推动法莫斯利医药公司启动新的莫特沙芬钆试验，罗伯特在 2008 年 5 月发起了一项收购要约，以 1.05 美元每股的价格购买多达 400 万股法莫斯利医药公司股份。罗伯特向股东们解释了此项要约的目的，即"利用一切可能的手段鼓励和敦促法莫斯利医药公司开展另一项试验，以获得该药物 MGD（前称莫特沙芬钆）的批准"。通过此项要约，罗伯特最终花费了 200 万美元购买了另外 190 万股，将持股量增加到 590 万股。

罗伯特现在拥有法莫斯利医药公司近四分之一的股份，这让他对公司的运营方式有了更大的发言权。他想要对莫特沙芬钆进行新的试验如愿以偿。米勒聘请了一位具有临床研究经验的医生，来编写方案并管理脑癌药物的新三期临床试验。"你永远不知道，"米勒解释道，"也许这个家伙是对的，也许另一个试验会成功。"

罗伯特向米勒提出更多要求，要求他雇用马哈卡姆·"梅基"·赞加内（Mahkam "Maky" Zanganeh）协助业务发展。当米勒看到赞加内的简历时，他感到难以置信：赞加内是一名牙医，没有制药或肿瘤学的经验。但罗伯特已经开始依赖赞加内，而米勒现在被迫受制于罗伯特。

赞加内出生在伊朗，她和家人在伊朗革命（Iranian Revolution）后离开了伊朗，并在德国读完高中后来到法国。赞加内于 1997 年在斯特拉斯堡（Strasbourg）的路易·巴斯德大学（Louis Pasteur University）获得牙科医学学位。通过一位朋友的介绍，赞加内认识了罗伯特，并开始在法国的计算机运动公司工作。在那里工作期间，赞加内还获得了席勒国际大学（Schiller International University）的工商管理硕士学位。她说话带有混杂的欧洲波斯裔的口音。她在项目工作中注重细节，并成效颇佳。

赞加内已经成为罗伯特不可或缺的人。计算机运动公司出售后，她加入了位于圣芭芭拉的罗伯特公司，罗伯特做任何决策几乎都会请教她。因为了解罗伯特对其已故儿子的思念，也正是赞加内最初发现了法莫斯利医药公司，并将其作为一项投资标的介绍给了罗伯特。38 岁的赞加内身材苗条，金发棕眼，身材极佳，成了罗伯特团队在法莫斯利医药公司的焦点。米勒听从了罗伯特的建议，聘请赞加内担任业务发展副总裁。

米勒聘用赞加内后不久，罗伯特来到米勒在桑尼维尔的办公室，将一堆文件夹丢在他的办公桌上。每个文件夹里都有罗伯特认为应该任命为法莫斯利医药公司董事会新成员的简历和背景信息。

"米勒先生，我认为董事会需要更换。"罗伯特说。

"什么意思，你想换谁？这是一个非常好的董事会，"米勒说，"这些人都很好。"

"我找到一些人，想让你看看，"罗伯特回应道。

罗伯特认为法莫斯利医药公司需要一个董事会来约束米勒，使他更加对股东负责。米勒开始查看这些文件夹的信息，但他不喜欢罗伯特的董事会候选人。其中一个是米什·梅塔（Minesh Mehta），是一名放射肿瘤学家，也是帮助进行莫特沙芬钆试验的医学研究人员之一。米勒从未听说过其他人，认为他们是无足轻重的人物。

"罗伯特，我不同意你的做法。这些人远不及我现有董事会的水平。但我会与这些人见一见。"

"没错，你需要见一见这些人。"罗伯特回应道。

接下来的几周里，米勒与罗伯特提出的董事候选人见面后，认为他们不适合担任法莫斯利医药公司的董事，因为他们无法像现任董事会一样为米勒提供有用的建议，而只会按照罗伯特的意愿推动公司发展，这会让公司陷入被动和危险的境地。当米勒向罗伯特汇报时，罗伯特却坚持要更换整个董事会。如果必要的话，他还准备发起代理权争夺战（Proxy

Fight)，以此获得大部分股东的支持。这些强硬的行动开始让人觉得罗伯特更在意的是掌控公司，而非实现公司的发展和利益。

米勒给他的律师和法莫斯利医药公司的其他董事会成员打电话询问："各位，我们能对此做些什么吗？"但他们却无能为力。因为罗伯特持续购入法莫斯利医药公司的股票，现在已经拥有了 29% 的股份。该公司从创立以来累计亏损达 3.22 亿美元，其股票交易价格约为 1 美元。在华尔街上，米勒被视为罪魁祸首，因此他赢得代理战的可能性很小。

在距离法莫斯利医药公司总部向旧金山方向约 14 英里[①]的门洛帕克（Menlo Park）的拉瑟姆与沃金斯（Latham & Watkins）律师事务所，米勒召集了董事会成员。尽管罗伯特是董事会成员，但他没有被邀请。董事们对与罗伯特进行代理战并可能导致股东诉讼和承担个人责任的事情并不热衷。相反，法莫斯利医药公司的 6 名董事会成员中有 3 人选择辞职。考虑到这种情况，同为董事会成员的米勒决定与他们一起离开法莫斯利医药公司。由于失去了公司，米勒根本没有兴趣与罗伯特交谈。其中一位辞职的董事迈尔斯·吉尔本（Miles Gilburne）向罗伯特报告了这个消息。罗伯特告诉吉尔本，他想要米勒留下来，只是董事会不再对米勒那么友好，且米勒的行动也必将受到更为严格的控制和约束。

---

① 1 英里约为 1609 米。

第二天早上，也就是 2008 年 9 月 10 日，米勒给罗伯特写了一封信，说他将辞去首席执行官一职，并立即离开董事会。该公司的首席财务官也将离职。不久之后，米勒开始逐渐出售他所持有的全部股份，这个过程需要两到三年的时间，他所出售的股份占法莫斯利医药公司总股本的 6.8%。

从表面上看，一家摇摇欲坠的生物技术公司的创始首席执行官似乎被推到了一边，给一个几乎不知所措的独裁者留下了烂摊子。米勒和罗伯特到底在争吵什么呢？法莫斯利医药公司是一家失败的公司，曾经拥有一个无效的脑癌药物和三种来自塞雷拉基因组公司的药物，其中一种是最初被设计为工具化合物的 BTK 抑制剂。但是这些都不受人关注。此时，米勒已经筋疲力尽，他的公司也走入了困境，他也不确定自己对 BTK 抑制剂持续的好奇心是否在淋巴瘤治疗中有用武之地。他认为他已经帮助推动了这种药物的进展，就像他之前参与过的许多药物一样。米勒只是又一个被公司遗忘的创始人，这样的故事在生物科技领域非常常见。

但这已经不再重要了。法莫斯利医药公司，这家由米勒 17 年前创立的公司，现在已属于罗伯特。

第 4 章

弃旧迎新

弗朗西斯科·萨尔瓦（Francisco Salva）来到法莫斯利医药公司在桑尼维尔的办公室。他被带到一个小隔间，拿到一沓文件。文件包括一份长长的多项选择题，这些题目没有涉及数学和逻辑问题，主要考察萨尔瓦的性格和道德水平。整个过程让萨尔瓦觉得非常奇怪，好像参加了一场三个小时的性格测试。

罗伯特不承认法莫斯利医药公司的招聘过程纳入了受山达基教影响的人格测试，并且表示他从未授权该测试。不过萨尔瓦对这次经历并不在意，他之前是一名投资银行家和投资人，在华尔街从事生物制药领域的基础性工作，但他只是生命科学行业的门外汉。这是他第一次有机会参与生物技术公司的工作。他非常渴望进行职业转型。

萨尔瓦已经和法莫斯利医药公司现任代理首席执行官和董事长罗伯特进行了面试。罗伯特希望他在企业金融部门担任咨询师，尽管罗伯特没有生物医药经验，但萨尔瓦觉得他充满激情，富有个人魅力。在面试中，罗伯特告诉萨尔瓦，他需要帮忙筹集莫特沙芬钆第三期试验的资金。法莫斯利医药公司的其他员工曾经提醒过萨尔瓦这个试验和人格测试。"你真的想这么做吗？"他们问道，"罗伯特会试图让你为这个无望的药物筹款。"

对于萨尔瓦来说，这是一个完全进入生物技术行业的机会。他接受了这份工作，并向梅基·赞加内汇报工作进度。

当罗伯特夺取法莫斯利医药公司的董事会时，他做得有点过头了。他本想掌控法莫斯利医药公司并让米勒更加负责，而不是把他赶走。但是米勒已经离职了，罗伯特接手了一个千疮百孔、现金流严重不足的公司。在米勒离职几天后，纽约的大型投资银行——雷曼兄弟公司破产了。这场金融危机使法莫斯利医药公司的选择更少了，筹集资金变得更加困难了，投资者们都在撤离。许多小型生物科技公司被迫进行重组，一些公司则申请破产。法莫斯利医药公司似乎也将走向同样的命运。

罗伯特决定挺身而出。他借给法莫斯利医药公司 500 万美元，帮助公司渡过了难关。2009 年 3 月，他又借给法莫斯利医药公司 140 万美元。在这期间，法莫斯利医药公司的股价曾跌至 57 美分。如果没有罗伯特的借款和对公司股票的支持，该公司很可能难以生存。

即使金融市场和全球经济处于崩溃边缘，罗伯特仍然在这家公司找到了自己的使命。他想要研发出一种能够改变人们生活的药物，尤其是那些患有脑癌的人。他曾表示："我们对我们所知道的一切负全部责任，我们清楚我们从事的工作是值得的。"

为了筹集资金，拉姆泽斯·埃德特曼（Ramses Erdtmann）向罗伯特建议尝试出售法莫斯利医药公司的 BTK 抑制剂。然而，罗伯特并不认同这个想法，他疑惑地问道："我怎么知道它值多少钱？"然而，在这个时期，法莫斯利医药公司正在与森林实验室（Forest Laboratories）等潜在合作伙伴讨论合作事宜，出售 PCI-32765 的股份。任何生物制药行业的人都能以几乎零成本的价格购买该药物的所有权，这种药物价格之所以低廉，是因为没有人有兴趣把 BTK 抑制剂投入人体中。

罗伯特也许不知道 PCI-32765 值多少钱，但他知道自己必须继续开发法莫斯利医药公司唯一的资产——那些实验性药物，否则就是退出。在金融危机肆虐的情况下，公司启动了 PCI-32765 的一期临床试验，丹尼尔·波利亚准备在斯坦福医学中心为第一批患者使用该药物。罗伯特还授权对自然发生淋巴瘤的狗进行 PCI-32765 的研究。

法莫斯利医药公司的许多员工仍然对罗伯特深表怀疑，因为罗伯特还处在现学现卖的阶段。早些时候，他带着一盒麦当劳巧克力曲奇出现在会议室开会。"我是这个配方的发明者，"罗伯特兴奋地说，"我花了几个月的时间来完善它。"当罗伯特谈到他的饼干事业时，他会开玩笑说这是他第一次涉足化学领域——将糖与巧克力、面粉和鸡蛋混合在一起。公司不少科学家们很疑惑，一个做饼干的人会如何帮助他们进行药物研发。

罗伯特向员工阐述了"施胜于受"（Exchange in Abundance）的概念，即个人或企业，要向客户或合作伙伴提供更多的价值，而不是单方面受人恩惠，这可以带来诸多好处，如推荐、信任和忠诚度。罗伯特在谈话中不断定义词语的习惯被视为罗恩·哈伯德式的教学方法。

有件事罗伯特非常了解，那就是专利。计算机运动公司的成功销售在很大程度上归功于公司的专利战略和诉讼。如果法莫斯利医药公司不为知识产权申请专利，那么，即便弄清楚法莫斯利医药公司的药物是否有效之后，也没有太大意义。法莫斯利医药公司临床前小组（Preclinical Group）开始撰写提交给美国专利和商标局的申请，包括PCI-32765的第一项专利，也包括其他更广泛的专利保护，比如埃里克·弗纳编写的BTK抑制剂专利，这种抑制剂通过修改杂环化合物并移动氮原子来改变分子的核心。

罗伯特迅速适应了经营生命科学公司的角色，决定摆脱过渡性的身份，成为一名正式的首席执行官。他喜欢挑战，希望公司能够取得成功，而不仅仅是某个特定的药物上获利。他发表了法莫斯利医药公司的使命宣言，其中第一句便是："打造一个具有生命力的生物制药公司"。他的计划雄心勃勃，但也难免有些含糊——寻找"有前途的备选产品"，开发出能够"为世界带来更多益处"的药物。

具体实操上，罗伯特组建了一个专家委员会，为他提供关于莫特沙芬钆的处理建议。经过全面审查，委员会成员一致认为，继续开展莫特沙芬钆试验毫无意义。罗伯特非常重视这个判断，尤其当前股价暴跌且没有额外的资金进行莫特沙芬钆昂贵的后期试验。罗伯特在追求目标时，专注而坚定，但他也可以快速转变方向，正如他在饼干事业中所展现出的品质。

罗伯特这样解释："我们深入研究的基础已经不复存在了，我们必须继续前进。"2009 年 2 月，罗伯特暂停了该脑癌药物的一切新增临床研发工作。现在，法莫斯利医药公司从塞雷拉基因组公司收购的三种药物成了更好的选择。

为了推进这些药物的研发，罗伯特需要一位首席医学官和一位临床药物研发的负责人。

===

当时，艾哈迈德·哈姆迪还在伊兰制药公司（Elan Pharmaceuticals）南旧金山办事处工作，他突然接到一位招聘人员的电话，询问他是否有兴趣加入法莫斯利医药公司。在伊兰制药公司，哈姆迪负责治疗胃肠和自身免疫疾病药物的临床研发，他是公司治疗领域（Therapeutic Area）的几位中层负责人之一。在加入伊兰制药公司之前，哈姆迪曾向米勒提交了他的简历。现在，法莫斯利医药公司想让他担任首席医学官这一高层职位。哈姆迪与罗伯特会面，罗伯特表示虽然哈姆迪此前没有担任过高管职位的经历，但这意味着他会更加渴望成功。

哈姆迪如愿以偿地得到了这份工作。尽管公司的财务状况不稳定，但这是一个巨大的晋升机会，即使公司最终不成功，这个机会也可能在事业上为他带来其他重大的发展。而且通勤时间更短，这使法莫斯利医药公司对他来说很有吸引力。哈姆迪喜欢居住在太平洋沿岸、阳光明媚且悠闲的圣克鲁斯。在硅谷拥挤的交通状况下，他每天需要花费数小时，驱车

65 英里去位于南旧金山的伊兰制药公司办公。而在桑尼维尔的法莫斯利医药公司工作，通勤时间将缩短一半，他甚至有时间顺路去划船俱乐部，该俱乐部位于列克星敦水库（Lexington Reservoir）。

此外，法莫斯利医药公司对哈姆迪来说犹如一张彩票。这份工作的年薪为 31.5 万美元，签约奖金为 2.5 万美元，相较于他之前的工作，这是一份可观的加薪。当时，法莫斯利医药公司的股票交易价格仅为每股 73 美分，哈姆迪被授予了 30 万股法莫斯利医药公司股票期权，并确保能获得更多股票期权。很低的期权行权价格意味着，如果股价回升到几年前的 10 美元 /股，他将成为百万富翁。如果股票价格能够回到米勒年代的 80 美元高点，哈姆迪将拥有非常可观的财富。

哈姆迪当年 45 岁，头发浓密、深棕色，身材高挑但瘦弱，同时还是一名医生，也就是说，他具备成为首席医学官（CMO）的基本资格。在生物科技公司中，首席医学官是确保患者利益始终得到保障的关键人物。哈姆迪将负责监督在研化合物的安全性，并与进行患者实验性治疗的临床科学家合作。他的工作还包括确保患者正确用药，以及关注任何严重的安全问题。但这个角色还需要很多商业经验，在像法莫斯利医药公司这样的小公司中，这个角色的职责范围会更加广。哈姆迪还将担任临床开发副总裁，设计临床试验、解释结果和撰写最终研究报告。他几乎会触及药物研发过程的每个环节。这是一份高管级别的工作，对哈姆迪来说是一次重大的突破。他已经为此付出了很多时间和努力。

哈姆迪是埃及陆军将军的独子，在尼罗河上的一座岛屿长大。在童年时期的公寓里，从窗口他就可以观看尼罗河上的赛艇比赛。他自己也学习了赛艇，并曾入选埃及国家赛艇队。哈姆迪曾被选定参加 1980 年在俄罗斯举办的奥运会，然而由于埃及决定加入美国领导的抵制运动，拒绝派遣代表团，哈姆迪的奥运梦破碎了。

对奥运会的失望让哈姆迪备受打击。但他一直对医学充满热情，并投身其中。他在开罗大学医学院读书，1989 年从泌尿专业毕业。随着宗教活动不断渗入埃及人的公共生活，加之开罗医疗界的腐败，哈姆迪深感不安。他想追求科学。但是，在埃及，人际关系似乎比能力或其他任何东西都更重要，哈姆迪越来越感到自己格格不入。他渴望去美国。

哈姆迪在位于亚特兰大的疾病控制和预防中心（Centers for Disease Control and Prevention, CDC）找到了一份访问科学家的工作。之后，他前往科罗拉多大学攻读实验病理学博士学位，专注于前列腺癌的研究。由于想要成家立业，他急需用钱，哈姆迪在获得博士学位之前就离开了科罗拉多。他在盐湖城找到了一份工作，领导华生制药（Watson Pharmaceuticals）泌尿科的临床项目。

在接下来的几年里，哈姆迪一路向西，来到了加利福尼亚州。他被这个创造了巨大财富、深刻地影响着人类的地方所吸引。硅谷的高科技工作者大肆吹捧他们革命性的产品，同时梦想着拥有巨额的财富。但是，另一个苹果手机（iPhone）应用（App）或元宇宙（Facebook，现更名为 Meta）功能对人类的价值是什么呢？通过生物技术，哈姆迪可以拯救人们的生命。生物技术工作者的使命一直就是为了患者而战。

在加利福尼亚州，哈姆迪先在 PDL 生物制药公司工作，后来成为伊兰制药公司的高级主管，这使他成为伊兰药物研发团队中的中坚力量。但在法莫斯利医药公司，哈姆迪将成为公司的第四号人物。

哈姆迪于 2009 年 3 月来到法莫斯利医药公司工作。这是一个只有 46 名员工的小公司，在硅谷生物技术行业中沧海一粟，相比之下，基因泰克公司有 11000 名员工。哈姆迪迅速努力赶上进度，并与被任命为法莫斯利医药公司总裁的格伦·赖斯（Glenn Rice）密切合作。赖斯拥有细胞和分子生物学博士学位，曾经是几家小型生物技术公司的创始人兼首席执行官。然而，罗伯特最为欣赏的似乎是赖斯在基因泰克公司担任实验室主任的经验，这家位于南旧金山的公司本质上开创了生物技术行业。罗伯特对基因泰克公司非常钦佩，并似乎认为在那里获得成功的任何人都能对未来产生重大影响。

法莫斯利医药公司在血液癌方面有两个项目，主要针对淋巴瘤的 HDAC 和 BTK 抑制剂药物。作为一名接受过泌尿专业培训的医生，哈姆迪曾在专注于不同疾病和病况的公司工作，已经习惯不断学习新的治疗领域。哈姆迪笑容可掬、随和自然，表现得像一位温和的外交官。他温文尔雅，备受人们的喜爱，这是他最强也是最重要的技能之一。为了让医生加入一家小型公司操盘早期临床试验，并激励他们招募患者，建立起强大的人脉关系很有必要。

招募患者参与充满不确定性的实验治疗的临床试验极具挑战。仅是监管一项就阻碍重重，涉及与每个医院或场地的合同、预算以及董事会的监督。然后，要让忙于肿瘤学实践的医生花费大量时间与他们的患者沟通临床试验，这是第二个难点。因此，与医生建立联系是非常关键的。哈姆迪开始发送电子邮件，建立咨询委员会，并需要与在任何实验性血液癌药物中扮演重要角色的相关专家医生建立联系。

此时，斯坦福医学中心的第一名患者已经接受了法莫斯利医药公司的 BTK 抑制剂 PCI-32765 的治疗。然而，临床试验进展缓慢，第一位患者接受治疗几周过去后，第二位患者才接受治疗。哈姆迪希望这项试验能够证明这种药物是安全的，也希望它能够展示其对血液癌患者的疗效。哈姆迪非常希望两位备受尊敬的慢性淋巴细胞白血病专家参与试验，他们分别是俄亥俄州立大学的医生约翰·拜尔德（John Byrd）和位于休斯敦的得克萨斯大学的医生苏珊·奥布莱恩（Susan O'Brien）。他们都渴望尝试新药物，愿意与他们从未听说过的生物技术公司的首席医学官会面。然而，拜尔德和奥布莱恩都回避了参与试验。他们向哈姆迪解释说，他们不喜欢 PCI-32765 的一期试验设计，认为公司筛选出了病情较轻的患者，然后在他们身上进行试验。

在临床试验方面，约翰·拜尔德有两个原则；不伤害患者；不选择易于治疗的患者。他对生物制药公司试图在早期试验中让自己的药物看起来更有效的行为持怀疑态度。拜尔德知道，除非一种药物毫无疗效，不然生物制药公司就可以通过筛选，以此加速进入二期临床试验。在 PCI-32765 的试验中，他希望能够招募那些血小板和血红蛋白计数较低的患者，这些是严重病患的标志。他认为一期试验的资格要求非常荒诞。医生允许那些病情不太严重的癌症患者参加研究，这些患者之前接受的治疗很少，血小板计数接近正常。"你需要让真正的患者参与研究，"拜尔德在电话中告诉哈姆迪，"当你准备认真对待这个问题时，请给我打电话。"

哈姆迪希望能够与淋巴瘤和白血病领域最知名的专家合作。但他也希望在进入真正重要的试验之前，让法莫斯利医药公司的新试验能够获得一些正面的反馈。于是，哈姆迪翻阅着他的文件，寻找合适的专家。在名单的最前面，有两位医生——卢·斯托特［Lou Staudt，原名 Louis Staude（路易斯·斯托特）］和温德姆·威尔逊（Wyndham Wilson）。

===

多年的工作经验让卢·斯托特成为全国最杰出的医学科学家之一。1988 年，他在位于马里兰州的贝塞斯达（Bethesda）美国国家癌症研究所（National Cancer Institute）成立了自己的实验室，并在那里为癌症研究做出了卓越的贡献，特别是在淋巴瘤领域。利用最新的基因组工具，斯托特发现了分子上不同的癌症亚型，并定义了淋巴瘤的亚型，从而使其成为不同的疾病。他揭示了不同类型淋巴瘤的奥秘，并在精准医学还未被广泛认知之前，指出了适用于患者的不同治疗策略。在这个过程中，斯托特与温德姆·威尔逊展开了一次职业生涯中具有决定性意义的合作。威尔逊是一位出色的淋巴瘤专家，拥有斯坦福大学神经生物学的硕士和博士学位。

到了 21 世纪初，斯托特和威尔逊开始追求更具治疗性的科学方向，试图找出如何治疗他们鉴定出的新型淋巴瘤。大约在 2008 年，斯托特突然灵光一闪，"也许淋巴瘤本身依赖于 B 细胞受体？"就像米勒一样，斯托特对 B 细胞受体途经的一种激酶——布鲁顿氏酪氨酸激酶——越来越感兴趣，而法莫斯利医药公司也一直专注于这种 BTK 抑制剂。通过研究，斯托特实验室的两位博士后研究员发现了基因证据，表明 B 细胞受体信号传导对淋巴瘤细胞的存活至关重要。

斯托特将这些发现提交给了《自然》杂志，但这种同行评审的科学期刊要求他们在发表前进行各种支持性的实验工作。与此同时，斯托特同意在 2009 年 4 月在丹佛举办的美国癌症研究协会（American Association of Cancer Research）年会上发表演讲。在医学会议上呈现未发表的工作是不太常见的，但斯托特决定大胆尝试。在他的演讲中，斯托特揭示了一些发现，表明淋巴瘤细胞是由 B 细胞受体信号驱动的，其中 BTK 扮演了重要角色。在他的演讲结束后，法莫斯利医药公司员工赶到讲台与斯托特交谈。

"我们有一种药物非常适合你，"他们告诉他。

在丹佛会议上，斯托特是关注法莫斯利医药公司 BTK 抑制剂的一小部分人之一。与会期间，法莫斯利医药公司试图通过正式宣布已开始的 PCI-32765 一期试验来引起关注。该公司的临床前的研究团队还在会议上发表了一篇 15 分钟的演讲，介绍了他们在淋巴瘤中使用 BTK 抑制剂所做的工作，包括 PCI-32765 在自然患有淋巴瘤犬类身上试验的早期数据。虽然 4 只狗中有一只狗的身上显示了一定效果，但犬类试验的早期数据并没有引起太多关注。

对于法莫斯利医药公司员工来说，这种药物的研发是否会成为他们自己的首要任务也还不清楚。法莫斯利医药公司显然并不是一家专门研发 BTK 抑制剂的公司，这种药物甚至还没有一个正式的名称。

事实上，法莫斯利医药公司的另一种血液癌药物，HDAC 抑制剂，受到了更多的关注。作为业务发展负责人，梅基·赞加内利用她在法国的人脉，与法国第二大制药公司施维雅实验室（Laboratoires Servier）达成了协议。施维雅以 1100 万美元的价格购买了 HDAC 抑制剂的非美国权利。此外，施维雅还同意支付 400 万美元的研究费用，并同意支付额外 2450 万美元的里程碑款项，这为法莫斯利医药公司带来了一些现金。

然而，公司需要的远不止这些。

第 5 章

融资续命

特劳特集团（Trout Group）警告过他们，"做好准备吧"。罗伯特、格伦·赖斯和弗朗西斯科·萨尔瓦聘请了特劳特集团为他们提供有关潜在投资者的建议，然后，他们将前往纽约融资，向对冲基金和投资公司推广法莫斯利医药公司。特劳特集团告诉法莫斯利医药公司的高管们，未来的会议将不同于以往的展示和问答，"对方有时真的很残忍。他可能会指责你说谎"。

会面对象是专门从事生物技术股票交易的韦恩·罗斯鲍姆（Wayne Rothbaum）。另一个人，托马斯·图拉尔斯基（Thomas Turalski），也会在场。"他喜欢和他的朋友汤米（Tommy）一起来为难你们，"他们被告知，"汤米为乔·埃德尔曼（Joe Edelman）工作。"

法莫斯利医药公司面临现金缺口，罗伯特用个人贷款维持着公司运营，他计划在 2009 年夏天发行股票，从法莫斯利医药公司现有股东那里筹集 2400 万美元。这次股票发行的目的是为公司的运营提供资金，并帮助推动公司所需的药物试验。为了吸引投资者，罗伯特将他向公司提供的 640 万美元的紧急贷款转换为法莫斯利医药公司的股票，与他们一起购买更多股票。他也不会撤资或以更低的价格购买股票。对于罗伯特来说，这是实践"施胜于受"哲学的体现。

坐在韦恩·罗斯鲍姆的办公室里，罗伯特知道如何应对这种情况。他会站在罗斯鲍姆的角度，扮演评估管理层的潜在投资者。尽管受经济大萧条的冲击很大，罗伯特并不认为市场缺少资金或好项目，而是缺乏对这些想法的信心。而信心的建立关键在于言出必行，而不仅是口头承诺。

赖斯和萨尔瓦做了大部分的陈述，介绍了法莫斯利医药公司的研发体系，其中还包括 HDAC 抑制剂和止血药物。赖斯花了很长时间详细讲解 BTK 抑制剂，强调该药物在淋巴瘤上的应用，以及在自身免疫性疾病或哮喘方面的潜在应用。但他们并未提及慢性淋巴细胞白血病。"这是一种更安全的口服利妥昔单抗，"赖斯继续说，并将其与 IDEC 公司的著名单克隆抗体药物进行比较，该公司是他数十年前与米勒联合创立的。罗斯鲍姆和图拉尔斯基对他们提了很多问题。

罗斯鲍姆对赖斯并没有给予太多关注，但罗伯特却给他留下了深刻印象。罗伯特谈论了一些自己的背景，包括以太网公司和为麦当劳供货的饼干事业。除此之外，罗伯特大部分时间保持沉默，专注于倾听罗斯鲍姆和图拉尔斯基的讲话，并在有机会时提出自己的回答。

在罗斯鲍姆看来，他注意到罗伯特并没有不懂装懂，并且总是在认真倾听。纽约生物技术投资界有罗伯特传闻——他的生意总能赚钱。罗斯鲍姆并不在意罗伯特是否有生物科技方面的经验，更不关心他去哪个教堂做礼拜。

罗伯特表现得诚实直率，罗斯鲍姆认为他是一个人生赢家。

===

在长岛铁路（Long Island Rail Road）上，从纽约的史密斯城（Smithtown）到曼哈顿需要 80 分钟，但罗斯鲍姆奋斗到华尔街的旅途并不是坦途。他在史密斯城长大，生活在一个由爱尔兰人、意大利人和犹太人混杂在一起的中产家庭中。他喜欢打棒球和橄榄球，在一个 1500 平方英尺的房子里和他的双胞胎妹妹一起生活。罗斯鲍姆高中时的橄榄球教练给他起了一个绰号——"拉比"（Rabbi）。那是在 20 世纪 80 年代。

罗斯鲍姆的父亲与一位珠宝商合作经营一家为零售店提供安保服务的小公司。他父亲专注于产品和销售，而珠宝商则负责管理财务。然而，珠宝商最终策划了一些交易，稀释了老罗斯鲍姆的股份，而罗斯鲍姆亲眼看见了这一切，感受到他的父亲被骗了。他决定绝不让这样的事情发生在自己身上。

罗斯鲍姆在纽约州立大学宾汉姆顿分校主修了医学院预科课程，但他很快放弃了进入医学院的想法。在 1990 年以政治学和心理学双学位毕业。接着，他前往华盛顿大学学习国际事务，希望成为一名间谍。但是，当参加中央情报局的入学考试时，他成为国际间谍的梦想破灭了。单调乏味的测试室让罗斯鲍姆意识到，中央情报局的工作不可能让他成为詹姆斯·邦德^①，因此他放弃了申请。

为了找工作，他前往曼哈顿。在那里，他接到了一家名为卡森集团（Carson Group）的战略咨询公司的面试邀请。当他得到这份工作时，他感到十分震惊。

在接下来的 10 年里，罗斯鲍姆在卡森集团打造了生命科学业务。他的热情甚至在华尔街也很突出，对业务得心应手，并且在分析生物技术资产和公司方面表现得非常出色。罗斯鲍姆甚至在卡森集团内成立了一家投资银行，为生物技术公司对接融资。他聘请了一位分析师托马斯·图拉尔斯基作为帮手。那时他刚从哥伦比亚大学毕业，主修经济学和政治学。

随后，在 2001 年，卡森集团被信息和数据巨头汤姆森公司（Thomson Corporation）收购。这次收购代表着一个转折点：多年来，罗斯鲍姆一直擅长于为生物技术交易提供建议；而现在，他想自己成为这些交易的投资者。他从卡森集团的出售中获得了利润（税后 100 万美元），并成立了自己的投资公司"库归资本"（Quogue Capital），该公司以他在长岛汉普顿镇拥有的度假小屋命名。

在生物技术项目融资方面，乔·埃德尔曼是罗斯鲍姆的导师。两人于 20 世纪 90 年代在曼哈顿的一次聚会上初次见面并一拍即合。埃德尔曼幽默风趣的个性让罗斯鲍姆整晚都在笑。

---

① 即"007"系列小说、电影的主角，著名的英国情报特工。——编者注

埃德尔曼比罗斯鲍姆大 13 岁，他曾担任研究分析师，涵盖生物技术领域，后于 1999 年创立了一家小型对冲基金知觉咨询（Perceptive Advisors）公司。

他们都在华尔街的卖方业务中工作了许多年，为购买和出售证券的投资者提供服务并收取费用。现在埃德尔曼和罗斯鲍姆都渴望成为投资者，进入买方市场。他们自己有多出色？他们想要找出答案。

有一次，埃德尔曼与罗斯鲍姆讨论了一起运营知觉咨询的想法，但最后还是决定放弃。他们对彼此的性格了如指掌，知道一起创业很可能不会成功。为了跑赢市场，埃德尔曼坚信自己需要秉持一种特定的态度，并且必须在自己的赌注上全力以赴。他的 5 个最大的股票头寸占据了他投资组合的绝大部分。罗斯鲍姆从埃德尔曼那里学到了这种投资组合理论，并将其推向了极致。他准备将一切投到单一投资中。尽管埃德尔曼的风险承受能力很强，但还是比不上罗斯鲍姆疯狂的激进行为。

"我们唯一能够真正致富的方法，就是在我们最好的想法上进行大量的投注。"罗斯鲍姆对埃德尔曼说。他们的每一笔投资都几乎是同时出手的。当他们初次相识时，埃德尔曼向罗斯鲍姆传授了关于生物技术行业和投资的知识。但很快，年长的投资者开始从他的门徒那里学习。罗斯鲍姆和埃德尔曼每天都会交流，交换想法，分享研究，并讨论不同的投资决策。每周六早晨，他们都会在曼哈顿的一家餐厅共进早餐。埃德尔曼聘请了托马斯·图拉尔斯基，他是通过罗斯鲍姆认识了自己的新老板。三个人保持着密切的联系。埃德尔曼的对冲基金知觉咨询公司在第一年获得了 129% 净回报率。带来最大回报的投资——恩宗药业（Enzon Pharmaceuticals），正是罗斯鲍姆提出的想法。

在从事生物技术工作的这些年里，罗斯鲍姆对人体的运作方式感到非常惊讶。他惊叹于万事万物的联系、运作机制、连锁反应。他将身体视为一台优雅的生物器械，由零件、分子齿轮、齿轮和开关组成。该机器遵循由遗传密码和电通路定义的规则，而激酶在驱动细胞活动中发挥重要作用。

当他分析疾病对人体机器的影响时，罗斯鲍姆专注于机器发生故障的地方。"癌症只是因各种原因出现系统故障的一种类型，"他推理道。罗斯鲍姆使用转化科学（Translational Science），将不同学科（如生物学、化学和医学）的知识联系起来，根据临床数据的线索，加深他对人类机器工作原理的理解，以此在股市押注。他过目不忘，而且他的工作内容也驱使他看到完整的画面，而不仅仅局限于淋巴瘤这样单一的医学领域。罗斯鲍姆相信，他对人体的理解不亚于医生、科学家和生物制药研究人员，甚至更胜一筹。他有时会与那些专家产生冲突——比如有一次，与埃德尔曼的电话会谈中，罗斯鲍姆就说一位著名的基因治疗专家对基因治疗一无所知。

当罗斯鲍姆的分析对象从人体转向人类行为时，有时会持有更加愤世嫉俗的观点。他认为人们通常会受到自己的不安全感、嫉妒和自私心理的支配。此外，他还是个极端的偏执狂，极其注重隐私，即使按照对冲基金世界的标准来衡量，也是如此。他从不接受媒体采访或在会议上发表演讲，慈善捐赠也都是匿名的。罗斯鲍姆的照片从未曝光于互联网之上。

即使成了一名非常成功的交易员，罗斯鲍姆也拒绝让库归资本从投资者那里筹集资金，放弃了获得巨额费用的机会。他创建了一个交易模式，具有对冲基金的所有稳健性，但没有客户。他不想与客户打交道或向他们负责。

罗斯鲍姆只会用自己的钱投资，而不会拿自己的能力对冲。他拥有一切：他的投资逻辑、驱动决策、风险和回报。只要是他的钱，那就是他的游戏，他不欠任何人和任何东西。这笔钱——以及敢于承担失去它的勇气——使他获得了独立性。可以说，他相信自己。

在华尔街生物技术投资小圈子里，罗斯鲍姆身材匀称、精力旺盛，有着一头短发，两侧剃得干干净净，他以大胆果敢的投资方式，以及其相应的形象，赢得了声誉。他会对他认为有希望的药物集中投注。进行生物技术领域的投资要做大量的功课，他无法理解为什么其他生命科学投资者都会采取含糊的态度，做分散的组合投资。他认为，在大多数药物都会失败的行业中，投资组合理论只是一个傻瓜的游戏。

罗斯鲍姆的投资业务在他交易的第一个 10 年，就取得了巨大的成功。他的交易唯一一次遭遇麻烦是在 2008 年，联邦证券监管机构指控当时 40 岁的罗斯鲍姆交易不当做空了 4 家生物技术公司的股票——而这是被禁止的行为。这一民事诉讼是证券交易委员会大范围监管行动中的一部分，涉及了许多对冲基金，包括埃德尔曼的知觉咨询基金。但由于罗斯鲍姆只投资自己的钱，因此他个人被列入监管名单，而在其他所有案件中，美国证券交易委员会只提到对冲基金公司，而不是他们背后的个人。在不承认或否认民事指控的背景下，罗斯鲍姆与美国证券交易委员会达成和解，并偿还了他在 2005 年的交易中赚取的 782902 美元外加 390000 美元的罚款。然后他又回到了工作中。

2009 年夏天，听完罗伯特和他的团队在办公室的演示后，罗斯鲍姆同意进行小额投资参与法莫斯利医药公司的股票发售。图拉尔斯基说服埃德尔曼也进行了投资。该股票以每股 1.28 美元的价格低价出售。罗斯鲍姆和埃德尔曼的对冲基金知觉咨询公司参与此次发行的 5 个主要投资者中的 2 个。

罗伯特在法莫斯利医药公司的股票发行中筹集了 2880 万美元，其中超过 600 万美元是通过转换他持有的公司债务贡献的。此时，罗伯特个人拥有法莫斯利医药公司 23.5% 的股份，这一比例稍稍被其他投资者的投资所稀释。

距离第一次与米勒进行电话交谈已经过去了 5 年，罗伯特最终以 3180 万美元的价格收购了法莫斯利医药公司。但他挽救了法莫斯利医药公司，并使其拥有了相当稳固的财务基础。现在，罗伯特需要法莫斯利医药公司的某种药物展现出一些希望。

===

2009 年 8 月 5 日，即罗伯特公开宣布法莫斯利医药公司已成功完成其股票发行的同一天，一位 82 岁的女士出现在俄勒冈州斯普林菲尔德（Springfield）的一家小型医疗诊所。

该诊所位于艾伯森（Albertsons）杂货店旁商业街的单层建筑内，是威拉米特河谷癌症研究所（Willamette Valley Cancer Institute）的一个分支机构，其总部设在附近的尤金市（Eugene）。这位女士患有慢淋，在化疗治疗后，病情仍然复发，致使她腋窝里的淋巴结膨胀到了一个高尔夫球那样的大小。

慢淋是成人白血病中最常见的一种类型，每年会在美国诊断出 2.1 万例，其中大部分是老年人，占每年所有新发美国白血病病例的三分之一以上。虽然被定义为相对罕见的癌症，但其实这种病并不罕见。由于慢淋是一种缓慢发展的疾病，大约有 18.6 万名美国人正在与该疾病抗争。患者的中位年龄为 71 岁，但这不仅仅是一种老年病。多达 11% 的慢淋患者年龄在 55 岁以下，年轻患者的绝对数量仍然很大。

对于医生而言，治疗慢淋无疑是单调乏味且沉闷的，更糟糕的是，长期以来在慢淋治疗方面都没有太大的医学进步。对大多数患者而言，这种癌症发展缓慢，最初他们会与之共存而毫无察觉。他们通常每 6 个月才会体检一次，得到的血液检查结果也是良好的。但最终，情况会急转直下，医生会在某一次检查中发现异常，并给出相应的治疗建议。谈话的内容和治疗的节奏会迅速改变，而可用的工具几乎只有两种。其一是化疗的地毯式轰炸，它会无差别地杀死好细胞和坏细胞。另一个选择是利妥昔单抗，这是由米勒和 IDEC 团队开发的单克隆抗体疗法。这些治疗通常会在治疗计划中联合使用。而这些缓解病情的方法很少能持续生效。

对于一部分患有特定基因突变的患者而言，残酷的化疗可能会更加有效，但即便如此，只有年轻的患者才能承受得住。否则，癌症通常会在 2—4 年内复发。由于恶性 B 细胞在患者的淋巴结中不断聚集，这些豆子般大小的腺体会在腋窝、颈部或胃部肿胀到橘子那样大小。患者经常会体重锐减并且感觉不适。一些人选择进行骨髓移植来应对随之产生的骨髓衰竭。对于大多数患者而言，这种疾病将无法治愈，他们将屈服于慢淋或由此引起的并发症，以及破坏他们免疫系统的化疗。

这就是当前来到威拉米特诊所的这位女士所面临的情况。她已经 82 岁了，化疗对她来说不可行。但现场的两位肿瘤科医生之一杰夫·夏曼（Jeff Sharman）建议她参加一项由一家名为法莫斯利医药公司开展的新疗法研究，公司正在进行一种实验性治疗，编号为 PCI-32765。

许多偶然的事件汇聚在一起，导致此时此刻的情形。夏曼曾在斯坦福大学与米勒共事，因此他对法莫斯利医药公司及其药物了如指掌。当时 31 岁的夏曼是一名血液肿瘤学研究员，他先前在罗纳德·列维的实验室工作，研究阻碍 B 细胞受体信号在血液癌症中的应用，而米勒经常造访他的实验室。夏曼最初不是通过阻断 BTK，而是通过一种名为 Syk 的酪氨酸激酶来阻碍 B 细胞受体信号。斯坦福大学一些博士认为，夏曼的工作在一定程度上启发了米勒在淋巴瘤患者中测试 BTK 抑制剂的想法。在离开法莫斯利医药公司之前，米勒最终将慢淋患者纳入 PCI-32765 的首个人类试验中，以便更轻松地进行测定。

夏曼一年前来到俄勒冈州，加入威拉米特河谷癌症研究所，在这里开始了自己作为执业医生的职业生涯。与此同时，在艾哈迈德·哈姆迪的主导下，PCI-32765 试验在法莫斯利医药公司取得了进展，一些新的医学科学家和临床调查员加入其中，为试验招募病人。夏曼报名加入了试验，他正在说服一位患有慢淋的老年妇女接受法莫斯利医药公司的 BTK 抑制剂治疗。

夏曼将患者信息输入数据库，以便患者获取实验药物。他打电话提醒哈姆迪，患者的白细胞计数可能会增加。通常来说，更多的白细胞意味着癌症在恶化，但在斯坦福大学抑制 Syk 的经验告诉夏曼，白细胞计数最终可能会下降。

"不要大惊小怪，"夏曼说。

第二天，患者回到诊所抽血，发现自己的白细胞数量确实像夏曼预期的那样飙升。那天晚上，夏曼站在泥泞的后院里，打电话给哈姆迪，跟他谈起这件事。哈姆迪吓坏了。这种药会让癌症恶化吗？

"我们会不会让病情过度发展了？"哈姆迪在电话里咆哮道。

但是夏曼在充斥着各种信息的表象下发现有些东西产生了

变化。

"我能感觉到她的腋窝淋巴结变小了，"夏曼说道。

在夏曼看来，皮下肿胀或硬块是血液癌症最典型的症状，这意味着大量的癌性白细胞已经聚集在淋巴结中。而淋巴结缩小则是一个好的征兆。夏曼充满信心地表示，随着时间的推移，白细胞计数将会开始下降，就像他在斯坦福研究的 Syk 抑制剂福他替尼中所看到的一样。

哈姆迪要他进行一次计算机断层扫描（CT）。影像显示患者肿胀的淋巴结缩小了 25% 以上。

不久之后，这位老年患者的淋巴结缩小了 50% 以上，她明显感觉好多了。在治疗期间的舒缓周中，她的白细胞计数下降了。这位患者被记录为对该药物有部分反应。在接下来的秋季，夏曼又招募了另一位复发的慢淋患者，他是一位 62 岁的出租车司机，多年来一直在阿拉斯加朱诺（Juneau）开出租车。在服用 PCI-32765 期间，他的病情也得到了部分缓解。

回到桑尼维尔后，药物有一定疗效的消息让人们松了一口气。在试验的前几个月，没有迹象表明这种药物有任何作用。即使它没有造成什么伤害，患者也没有任何改善。

在周五的会议上，当罗伯特第一次听说药物起效的消息时，他一下子蹦到了会议室的桌子上，跳起了爱尔兰吉格舞。罗伯特后来否认自己曾经激动得跳舞，但对于格伦·赖斯来说，那一刻是难以忘怀的。

第 6 章

柳暗花明

2009 年 12 月初，新奥尔良市遭遇了一场寒潮，温度降至 30 ℉（约为-1℃）以下。罗伯特来到这里，穿着适合这种天气的衣服，成了美国血液学会（American Society of Hematology，ASH）年会的 21000 名与会者之一。这是一次为期 4 天的聚会，在医药行业称其为 ASH。在人群中，罗伯特和他的公司并不为人所知。法莫斯利医药公司最近才开始表现出对血液学的兴趣，这是一个涉及血液疾病的医学分支。

罗伯特给人留下了难以忘怀的第一印象。他穿着一件长款厚厚的毛皮大衣，冲进了新奥尔良莫里尔展览中心（Ernest N. Morial Convention Center）。穿着标准商务休闲装的男女们惊讶地看着他快速穿过数百个展板，这些展板向科学家和投资者展示着新的想法和发现。罗伯特对此不感兴趣，他有任务在身。

托马斯·图拉尔斯基看到罗伯特就感到一阵恐慌。他的对冲基金曾投资过一位在医学会议上穿着毛皮大衣的人。知觉咨询的分析师们接受过他们老板乔·埃德尔曼的培训，学会了从他们下注的首席执行官身上寻找那些甚至是最微小的警告信号。图拉尔斯基和埃德尔曼最近刚被他们投资的另一家公司吓到，因为执行团队在曼哈顿人行道上与图拉尔斯基偶遇时举止怪异。图拉尔斯基在犹豫是否向埃德尔曼报告这个奇怪的场景，不过，他觉得这不值得为一件大衣打扰他的老板。然而，图拉尔斯基并不是唯一一个对此产生疑虑的人。

ASH 会议不久之前，即在感恩节左右，罗伯特曾进入艾哈迈德·哈姆迪的办公室，谈论公司在这次活动中的战略。罗伯特了解到，医学会议是生物制药行业推陈出新的重要组成部分，是给行业留下印象的重要会议。他们必须认真对待。公司已经提交了一份展板，介绍了 PCI-32765 一期临床数据，这是 BTK 抑制剂的第一项人体研究的初步结果。罗伯特不确定展示这么早期的数据是否明智，他在琢磨是否应该弃用这个展板。哈姆迪持不同意见，他认为一期的结果会引起行业的兴趣。

"你应该去 ASH，你应该展示这些数据，"哈姆迪提出了反对意见道。

年轻的斯坦福研究员丹尼尔·波利亚非常兴奋，他去了新奥尔良市，成了这个展板的主要演讲者，这是他职业生涯中第一次在会议上展示数据。这个红白相间的展板详细介绍了 16 名年龄在 49~82 岁的患者使用 PCI-32765 治疗的经历。每个患者连续 28 天吞服一种胶囊，然后休息一周。其中一些患者比其他人得到了更高剂量的药物。

展板显示，其中 5 名患者的病情得到了部分缓解，他们肿大的淋巴结缩小了至少 50%，其他几个指标也有显著改善。这些部分缓解的患者中，2 名患有复发或难治性曼托细胞淋巴瘤，

1 名患有滤泡性淋巴瘤，其他 2 名部分缓解的患者是杰夫·夏曼之前治疗的慢淋患者。最初的 16 名患者中，只有 3 名有类似严重不良反应的表现，其他 13 名患者耐受性良好。尽管如此，对于普通的 ASH 与会者来说，这项数据显示药物仍处于开发阶段的早期，无足轻重。表面上，类似的事情经常发生，但从未有什么实质性的进展。

波利亚做了展示并尽责地站在展板前。罗伯特过来了，他与波利亚握手并聊了一会儿。对波利亚来说，这一切都很令人兴奋。虽然他只是一名研究员，但在 ASH 上有属于他讲解的展板，而且他正在和一位生物技术公司的首席执行官闲聊。

但是，几乎没有医生和科学家们对波利亚或他的展板感兴趣。学术界没有一位医生走近他。罗伯特也一直站在展板旁，密切关注着周围的活动。

桑德拉过来看了看波利亚，表示支持。无法否认，是罗伯特将米勒从法莫斯利医药公司赶走的。他将米勒赶出了这个由米勒构思、创立并运营了 17 年的公司。现在，他们一同站在一个带有法莫斯利医药公司名称的展板前。桑德拉和罗伯特都很体面，没有发生任何争执。他们的沟通很得体、老练。桑德拉刚刚离开学术界并在基因泰克公司担任全球肿瘤和血液学负责人。她有更重要的事情要做。

虽然大部分医生和科学家们都忽略了波利亚的展板，但一位华尔街投资人还是被它吸引了过去，几乎是被某种看不见的动物气味吸引去的。理查德·克莱姆（Richard Klemm）在纽约的奥博资本（OrbiMed Advisors）工作，这是一家大型生物技术对冲基金。他走到展板前，仔细查看了展出的数据。克莱姆注意到，这种由法莫斯利医药公司研发的实验性药物在慢淋中有两例部分缓解。对于最普遍的血液癌症之一慢淋而言，产生部分缓解很罕见，往往在患者患病时没有什么帮助。展板被放置在大厅的淋巴瘤展区，这样的早期数据在淋巴瘤领域看起来很普通。但在白血病领域却意义斐然。克莱姆跟他在纽约的老板斯文·博尔霍（Sven Borho）通了电话。他们看到法莫斯利医药公司的股票上一次成交是 2.35 美元。第二天早上，奥博资本开始买进股票。博尔霍以 2.31 美元的价格买进了他第一份法莫斯利医药公司的股票。

在纽约，另一位股票交易员注意到了法莫斯利医药公司在慢淋中的数据。在股票市场开盘之前，法莫斯利医药公司发布了一份早间新闻稿，详细介绍了这个药物目前一期临床试验的结果。它包括了一些展板上没有的信息，这些数据是公司在展板准备好后记录到的。在最近几天，另外 3 名正在服药的慢淋患者的病症得到了部分缓解。总体来看，法莫斯利医药公司表示，6 名正在服用该药物的慢淋患者中有 5 名实现了部分缓解。

"天哪，"韦恩·罗斯鲍姆对自己说，"六分之五，太惊人了。"

罗斯鲍姆对慢淋很了解，这主要是因为他认为 BTK 靶点有研究价值。夏天时，他投资法莫斯利医药公司也主要是因为这点。他注意到了法莫斯利医药公司的研发成果，即使只是迈进了一小步，但也引人注目。这是罗斯鲍姆最擅长的，即通过极少的数据来构建投资逻辑，然后去大胆地实现它。

尽管在新奥尔良聚集的其他医药行业人士似乎都不感兴趣（他们甚至无暇关注法莫斯利医药的展板），但在纽约办公室里坐在交易屏幕前的罗斯鲍姆跟他的券商通了电话。

"无论有什么阻碍，你都要帮我买到一百万股，"罗斯鲍姆说。

在他的券商试图从投资机构批量购入法莫斯利医药公司股票的同时，罗斯鲍姆也在自己的交易平台一点点地购入其股票。券商回电告诉他，已经找到有人愿意出售 20 万股。"拿下它"，罗斯鲍姆说，"不管多少，拿下它！"

罗斯鲍姆盯着6块交易显示屏，看到股票价格在稳步上涨。这说明有人正在购入股票。券商打电话给罗斯鲍姆，确认了有另一位大买家正在抢购市面上的法莫斯利医药公司股票。罗斯鲍姆告诉他的券商提高出价。"我不在乎你出多少钱，给我买下它，"他在电话中咆哮道。

另一位买家正是奥博资本的斯文·博尔霍。罗斯鲍姆和博尔霍是朋友。他们当时都不知道是对方在跟自己疯狂竞价。

通常，在法莫斯利医药公司股票的交易高峰期，单个交易日内的交易量约为100万股。在罗斯鲍姆和奥博需求的刺激下，交易量超过了 100 万股，同时，股价在一天内上涨了 17%。第二天交易量又达到了 74.1 万股，股价收于 2.93 美元。罗斯鲍姆买入了 100 万股。不久之后，乔·埃德尔曼的对冲基金知觉生命科学（Perceptive Life Sciences）基金也购入了该公司的大量股票。

法莫斯利医药公司的市场估值为 3700 万美元，比 10 年前下降了 96%。但是，如果你仔细观察，就会发现公司的某些方面突然引起了某些人（不少人）的兴趣，值得注意。

===

哈姆迪将 ASH 会议视为一次招聘的契机。他需要加强法莫斯利医药公司的临床运营能力。就在 ASH 会议展板大厅的外面，哈姆迪见到了拉奎尔·泉（Raquel Izumi）。

"这就是我想见的人，"哈姆迪对自己说。

哈姆迪在 PDL 生物制药公司（PDL Biopharma）工作时结识了泉。不过，他们从未直接合作过，甚至从未在会议中见过面，但他们之间的关系一直不错。在 PDL，他们的老板是同一个人，哈姆迪知道泉一直备受推崇。

"泉！"哈姆迪大声叫道。

40 年前，泉的哥伦比亚籍母亲隐瞒了自己怀孕的事实，来到美国，希望她所怀的孩子能成为美国公民。泉在美国出生，成长于加利福尼亚州北部。在泉 5 岁的时候，她的父母离婚了，她被继父收养了，继父是一位日裔美国人，在美国空军工作。泉喜欢开玩笑说，她从继父那里得到了一个日本姓氏、一个虎爸，也学会了军事纪律。这一切都帮助她在男性占绝对优势的领域不断努力向前，先后获得加州大学圣芭芭拉分校的生物学学士学位、加州大学圣芭芭拉分校的微生物学和免疫学博士学位。

在看到学术界微不足道的工资之后，泉选择了去生物技术行业工作。她想从事临床药物开发方面的工作，并通过相对晦涩的医学写作领域找到了一条出路。

医学博士（MD）可以轻松地进入临床研发领域。但是学术型博士（PhD）呢？他们通常必须先成为临床研究助理，经常出差，去给患者使用实验药物的医疗中心干粗活。

对于有孩子的泉来说，成为临床研究助理不可行。一位导师向泉介绍了医学写作，这是一个能与临床开发过程中的所有人协同工作的跨职能岗位，包括医生、科学家和监管机构等。这能使泉了解临床开发工作的整体情况。这个岗位的工作会涉及各种文件编写，特别是监管机构和医疗中心记录研究、试验的统计和结果。泉很擅长写作。

泉曾在生物技术公司［如安进（Amgen）和 PDL］的临床开发部门工作，现任生物医药公司 SuperGen 的临床运营高级总监。SuperGen 在 ASH 有两个展板。泉喜欢参加大型癌症会议。她刚刚绕着展板大厅转一圈，就听到一个声音喊她的名字。

泉认出了哈姆迪，他们聊了起来。泉不知道哈姆迪已经加入法莫斯利医药公司，更不知道他已经是首席医学官了。哈姆迪继续跟她聊了一些工作方面的事情。就像是在向她透露一个秘密似的，哈姆迪悄悄告诉泉，他们已经从一项早期的 BTK 抑制剂药物试验中获得了血液癌患者服用药物的部分反应。泉瞪大了眼睛。然后，哈姆迪让泉看了一眼法莫斯利医药公司一期临床试验的数据。

"我真希望你能来和我一起工作，"哈姆迪说。

在她过去十年的生物技术职业生涯中，泉从未接触过一期临床试验能做到部分缓解的癌症药物。有机会从一开始就参与癌症药物的研究，比她之前从事的任何工作都更令人兴奋。而且在像法莫斯利医药公司这样的小公司中，哈姆迪作为首席医学官，泉将有机会出人头地，实现自我价值。她决心成为其中的一员。

泉走回酒店房间，开始更新她的简历。

===

尽管医学界的反应平淡，但罗伯特在新奥尔良市的 ASH 会议上备受鼓舞。回到桑尼维尔，他准备面试拉奎尔·泉。在像法莫斯利医药公司这样的小型生物技术公司中，首席执行官直接面试候选人并不罕见。看着她的简历，他注意到泉在 1993 年从加州大学圣芭芭拉分校毕业。

尽管他从未毕业，但罗伯特对他的经济学研究和他的妻子有着深厚的感情。多年来，他一直是加州大学圣芭芭拉分校基金会的受托人。最近，他甚至被邀请在加州大学圣芭芭拉分校数学、生命和物理科学专业的毕业典礼上发表演讲。

罗伯特告诉毕业班学生，"我最近接任了北加州一家生物技术公司的首席执行官一职，老实说，一开始就注定会失败，"他开玩笑说，"这就是为什么我能获得这个岗位！"

在发表毕业演讲时，罗伯特将"毕业"（Commencement）

这个词定义为庆祝的一天和一个新的开始。他告诉毕业生，最近他从一本儿童读物中了解到，人体是由 75000 亿个细胞组成的，而每个细胞都有自己的工作。罗伯特真的就是从儿童读物中学习了人体知识。

泉准备以传统的方式向罗伯特介绍自己。她计划谈论自己的工作经历，以及博士学位和血液癌的话题。但是，令她惊讶的是，整个面试都集中在加州大学圣芭芭拉分校上。两人几乎没有谈论其他事情。面试结束后，泉得出结论，虽然罗伯特几乎不了解生物技术行业，但他对自己所做的事情充满热情，而且这项工作对他意义重大。而就是因为加州大学圣芭芭拉分校的经历，她成了法莫斯利医药公司的临床开发高级总监。她将帮助监督 BTK 抑制剂的人体试验，涉及研究规划、时间表和执行方面的所有工作。

在新奥尔良市的会议之后，罗伯特认为法莫斯利医药公司可能已经到达了一个转折点，即使很少有人能察觉到这种转折。公司的 HDAC 抑制剂的新数据也在那里做了公开展示，并引起了一些关注。罗伯特不清楚这些药物中哪一个是最好的，但他可以看到自己的选项在增加。

几周后，即 2010 年 1 月，BTK 抑制剂从卢·斯托特的一次推动中获得了动力。他是国家癌症研究所（National Cancer Institute）的杰出医学家。斯托特和团队在《自然》杂志上发表了同行评审的论文。该论文详细描述了各种类型的淋巴瘤是由 B 细胞受体信号传导驱动的，且该过程依赖于 BTK 活性。他们写道："BTK 是淋巴瘤细胞存活的关键激酶。"斯托特甚至进行了 PCI-32765 的实验，指出 B 细胞受体信号传导可能对其做出反应。

在法莫斯利医药公司，斯托特的论文感觉像是一种验证。公司在自己的网站上展示了该论文。现在，罗伯特和哈姆迪正探索这种药物对慢淋能做什么。他们所不知道的是，他们正在踏上一段旅程，这段旅程将会改变许多人的命运，尤其是他们自己的。

第二部分

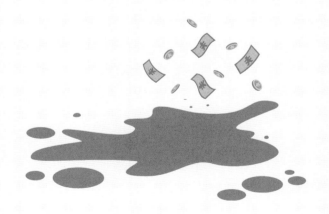

第 7 章

高歌猛进

一天下午，哈姆迪走向登机口时接到个电话，是罗斯鲍姆打来的。哈姆迪已经习惯了经常接到对冲基金的电话。几个月来，他在不断地做路演，向华尔街介绍法莫斯利医药公司进军血液癌的计划。

罗斯鲍姆一开始就直截了当地问哈姆迪，为什么他要继续购买法莫斯利医药公司的股票，而不选择领先的竞争对手卡利斯托加医药（Calistoga Pharmaceuticals）。

卡利斯托加医药是一家位于西雅图的私人公司，正在测试一种名为艾德拉尼（Idelalisib）的实验性血液癌药物，该药物针对的是 B 细胞受体通路中的另一种激酶 PI3K Delta。罗斯鲍姆的研究让他开始怀疑自己为什么还要与哈姆迪和罗伯特纠缠不清，他正在考虑大举投资卡利斯托加医药公司。

哈姆迪对罗斯鲍姆说："如果我有你那么多的钱，我会同时买入两家公司的股票。"

拥有实验疗法的小型生物科技公司，一般用两种方式来筹集他们实现梦想的资金。卡利斯托加医药公司和法莫斯利医药公司就是其中的典型例子。这些公司可以保持私人控股的状态，从风险投资人那里获得资金。这种融资方式就是硅谷初创公司中流行的做法，即通过一系列的股权融资，一轮一轮地筹集资金。另一种选择，通过首次公开募股，或在某些情况下，买壳上市。上市公司可以发行股票来筹集资金，它们的股票价格越高，筹集的资金就越多。

法莫斯利医药公司最大的股东仍然是其首席执行官罗伯特，但罗斯鲍姆现在也拥有相当大的一部分股份。

ASH 会议的几周后，罗斯鲍姆在纽约与罗伯特和法莫斯利医药公司团队会面。鉴于慢淋患者数量相对较多，他向罗伯特强调了一种针对慢淋的治疗方案的价值。罗斯鲍姆在 2010 年 2 月给罗伯特写了一封信，详细介绍了快速获得美国食品药品监督管理局批准的途径。他最担心的是，罗伯特没有把研发重心放在 BTK 抑制剂上，而在 HDAC 抑制剂上花过多时间。并且，法莫斯利医药公司还在研发实验性的血液凝固治疗方案。所以，他们的注意力分散在三种不同的药物上。对于这样一个小公司来说，同时做三件事情是一项艰巨的任务。罗斯鲍姆还担心罗伯特会与一家较大的制药公司合作开发 BTK 抑制剂，这实质上就是把该药的一部分卖给了第三方。罗斯鲍姆希望法莫斯利医药公司能够拥有这样一个高潜产品 100% 的所有权。

"我相信 PCI-32765 是一项罕见且独特的资产。虽然现在还很早，但迄今为止，临床一期的数据在慢淋中的表现非常出色，具有非常清晰和稳健的信号，"罗斯鲍姆写道。他提醒罗伯特，一切具有潜在价值的药物经常会在错误的信念下"不必要地与大型制药公司合作，以为他们需要这些较大公司的资本和专业知识。"罗斯鲍姆用大写字母写道："不要用 PCI-32765 对外合作。"

几天后，罗伯特主持了一次电话会议，向投资者和股票分析师更新情况。会议开始后，哈姆迪告诉投资者，法莫斯利医药公司将努力在今年晚些时候启动 PCI-32765 的二期临床试验，但他没讲清公司将对哪些症状进行治疗。随后，一位股票分析师问起，鉴于药物开发所涉及的资金投入，法莫斯利医药公司是否会寻找战略合作伙伴。罗伯特的回答也含糊其词。

"当你进行商业化并预测未来时，我发现过去的道路上堆满了地雷和尸体，"罗伯特说，"我们有一个政策，就是尽可能快地将我们所有的药物分子商业化。"

接着，像个重炮手一样，罗斯鲍姆跳了出来。他关注的是 BTK 抑制剂。罗斯鲍姆说罗伯特有三个选择：独自前行、寻找合作伙伴、出售公司。罗斯鲍姆观察到，独自前行将带来潜在收益最大，但基于罗伯特对之前投资者问题的回答方式，显得罗伯特似乎有意寻找合作伙伴。罗斯鲍姆以新基医药公司（Celgene）为例，说明一家生物科技公司不会在其核心产品上寻找合作伙伴或在早期进行出售，只有这样才能成为最大的生物科技公司之一。

罗伯特反驳了罗斯鲍姆的想法。他指出，新基医药公司在途中发行了股票来为其药物开发计划提供资金，这也削弱了早期股东的回报。"如果你看看新基医药公司，在过去的 10 年里，他们的股份从 4500 万股增长到了约 4.5 亿股。他们用各种方式稀释了股权。你可以给别人股权，也可以给现股东更多的份额。"

"那么你可能会有 280 亿美元的市值，"罗斯鲍姆讽刺地回应道。新基医药公司的发展，带来了股市上超高的估值，股东也从中受益。

"确实是这样，"罗伯特反击道。

罗伯特觉得，罗斯鲍姆并没有完全意识到他执行和落地的能力。罗斯鲍姆忽视了他为这家公司付出的一切，包括他个人强烈的使命感——这让他感到不舒服。

"罗斯鲍姆先生，我们大家都在同一条船上，"罗伯特说，"我们想让这家公司变得更加强大——而这就是现在的管理团队。"

罗伯特还在继续。

"一年前或 6 个月前，我们的净值是负数，今天，我们在银行里有超过 3000 万美元的现金。我们的股票以前每天只交易几千股，今天，他们每天交易几十万股，我们在临床试验中的药物正在推动业绩增长……最重要的是，患者感到满意。这些患者通常都是走投无路的。你被告知你得了癌症。你哭着回家，希望药物能解决问题，结果发现，不行，不起作用。你试着第二个，抱歉，也不行。你试着第三个，哦，它有效了，现在你复发了。第四个会怎么样呢？只有 3% 的美国癌症患者愿意接受我们所做的事情。但在我们自己的最后一个群体中，在我们的 BTK 试验中，一天内就招满愿意接受试验的患者。"

罗斯鲍姆对罗伯特的发言仍然不为所动。

他推断，罗伯特可能会与其他公司合作开发 BTK 抑制剂，通过出售该药未来利润的一部分来获得资金，而他不喜欢这个想法。在生物科技领域，罗斯鲍姆认为，资产稀释可能比股权稀释成本更高。换句话说，他认为，出售药物的一部分以换取所需资金，这会使你比出售拥有药物的公司的股票来获得融资更糟糕。罗斯鲍姆对如何进行药物开发和经营生物科技公司有自己的想法——而他和罗伯特一样，意志坚定。

但是，罗伯特从不会做他不想做的事情。罗斯鲍姆只是一名交易员，现在他所能做的就是从罗伯特那里挤出更多实用的信息，以便他可以基于这些信息做出投资决策。

因此，罗斯鲍姆开始深入探讨 BTK 抑制剂开发的下一关键阶段。罗斯鲍姆认为，如果处理得当，可以改变公司和数十万癌症患者的命运。但如果管理不当，该药物可能永远被放弃，成为又一个药物研发失败的例子。即使 BTK 抑制剂是一种挽救生命的治癌药，如果法莫斯利医药公司不能做出正确的决策来度过这个阶段，那么所有的承诺都可能因为一个糟糕的研究设计而化为泡影。

罗斯鲍姆问及哈姆迪在早些时候电话会议中提到的二期试验，他想知道这究竟会针对哪种疾病。但是哈姆迪依然闪烁其词："我们还没有一个可以与您来进行分享的具体设计。"

===

哈姆迪站在一群他邀请来到加州帕洛阿尔托花园庭院酒店

（Garden Court Hotel）的医生面前。一些慢淋治疗领域的顶尖专家前来赴会了。哈姆迪希望他们成为临床研究员，即在他们的直接指导下向患者进行 PCI-32765 试验的医生。凭借第一阶段研究的中期结果，哈姆迪已经在这次顾问委员会议上引起了医生们浓厚的兴趣。

会议开始时，罗伯特首先做了发言，向他们介绍了法莫斯利医药公司，他现在有权将其称为自己的公司。他谈到了自己儿子的死亡，以及这场悲剧如何带领他来到法莫斯利医药公司。在这个短暂的介绍中他没有提到米勒。罗伯特把会议交给了哈姆迪，自己坐到了会议室的后面。哈姆迪首先介绍了自己和泉，然后展示第一阶段试验的数据。他还让从俄勒冈飞来的杰夫·夏曼向大家介绍他的慢淋患者在使用该药物时的经验。哈姆迪随后对临床试验设计提出了一些建议。

现在房间里的一些医生，比如俄亥俄州立大学的约翰·拜尔德和得克萨斯大学的苏珊·奥布莱恩，就在几个月前，还曾因为一期试验中可能存在选择性地挑选患者的问题，而拒绝了哈姆迪。但是，这次哈姆迪向他们保证法莫斯利医药公司现在已做好准备，能满足他们的高标准。

生物技术公司和医学家之间需要相互信任，这是一种微妙的共舞关系：公司需要相信医生对实验疗法真正感兴趣，并能致力于研究，而医生需要相信公司给出的实验结果是可靠的。在场的医生并不喜欢哈姆迪关于试验的构想，认为设计得过于复杂了。不过，拜尔德和奥布莱恩注意到，数据中有一个有趣的锯齿状的规律。

在一期试验中，患者每天服用胶囊，连续四周，随后停药一周。服药期间的数据显示，患者肿大的淋巴结在缩小，但是白细胞或淋巴细胞在升高。这种白细胞升高的现象被称为淋巴细胞增多症，这通常被视为癌症加剧和恶化的迹象。停药一周后，患者的白细胞下降。接着，患者再次服药，白细胞又急剧上升。这就形成了拜尔德和奥布莱恩发现的上下锯齿状的规律。虽然升高的白细胞会吓到大多数医生，但拜尔德想知道，这种锯齿状的规律是否可能是一个好现象。他指出，在接下来的药物周期中，患者的白细胞数再也没有上升到之前的峰值。

拜尔德和奥布莱恩都知道，奥布莱恩在得克萨斯大学的同事医学家杨·伯格（Jan Burger）所做的研究工作。伯格分析了接受福他替尼（Fostamatinib）治疗的患者的血样，福他替尼是杰夫·夏曼在斯坦福大学担任研究员时所研究的同一种 Syk 抑制剂药物。重要的是，伯格展示了 B 细胞受体信号如何增强了慢淋细胞外部组织区域（如淋巴组织和骨髓）的生存信号。伯格研究过另一种治疗血液癌的 B 细胞受体信号抑制剂药物，也就是卡利斯托加医药公司的艾德拉尼。虽然卡利斯托加医药公司和法莫斯利医药公司正在相互竞争，但伯格是中立的角色。他并不在乎哪家公司成功研发了帮助患者的药物，他可以利用他在一家公司药物研究中获得的知识来帮助另一家公司。对于伯格来说，这都是科研的一部分。伯格回忆起，卡利斯托加医药公司的药物最初也会增加患者的淋巴细胞。

伯格想知道，法莫斯利医药公司的药物是否将在骨髓和淋巴结中的 B 细胞移动到了血液中。因为 B 细胞被迫离开了受保护的刺激性的小环境，它们在血液中更易受到攻击。如果恶性 B 细胞暴露在血液中，而不是埋在骨骼和淋巴结中，PCI-32765 将更容易发现和对抗它们。伯格认为，数据所展示的锯齿形图案会随着时间的推移，形成下降的趋势，缓解疾病。伯格感到鼓舞的另一个原因是，在第一阶段试验中，只有很少的患者反应异常，而且没有一例反应严重。

拜尔德和奥布莱恩被以上数据所吸引，他们推荐进行一个非常简单的 1B/2 期临床试验，对慢淋患者进行治疗。这期试验仅对之前治疗失败或者刚开始接受治疗的老年慢淋患者进行。哈姆迪默默地站在那里听着，他非常仔细地聆听着他们所说的话，欲言又止。他随后淡化了刚才自己提出的想法，称其提案是抛砖引玉。他很快就支持了拜尔德和奥布莱恩提出的建议。会议的其余时间则用来设计一个相对较大的试验，仅用于确定该药物在慢淋治疗中是否有效。

拜尔德为事情的进展所折服。通常制药公司和生物技术公司仅仅会表面上感谢一下像他这样的医生提供的意见，然后继续在他们自己原本的规划下推进项目。哈姆迪在认真倾听房间里专家的意见。他非常擅长倾听。拜尔德离开帕洛阿尔托时感到非常有动力，想要尽可能多地招募慢淋患者参加试验。

===

约翰·拜尔德在一个穷乡僻壤长大，那是位于阿肯色州的小镇奥古斯塔（Augusta）。他的父亲是一名玻璃工，经营一家小型玻璃公司，拜尔德的家庭只能勉强维持生计。拜尔德的父母都没有上过大学。他的父母意识到他很聪明，在镇上的公立学校没有遇到任何挑战。于是，在 14 岁时父母把他送到了阿肯色州的一个天主教寄宿学校。好多年间，他都需要获得奖学金才能上学。他发现离家生活可能会很难。拜尔德还有口吃的问题，随着年龄的增长似乎越来越严重。有时候，当他想不到合适词时，会说错话。

拜尔德在阿肯色州康威市（Conway）的一所小学校亨德里克斯学院（Hendrix College）学习化学。为了支付阿肯色大学医学院的学费，他加入了军队，于 1991 年被派往华盛顿特区的沃尔特·里德国家军事医学中心①（Walter Reed Army Medical Center）。他喜欢在军队中的那些年，在那里他既可以做临床研究和照顾患者，也可以在射击场上射击 M-16 突击步枪。有时候，他会从以沃尔特·里德里由 20 世纪 50 年代的儿科主治医师奥格登·布鲁顿（Ogden Bruton）命名的自助餐厅里取食物。当年正是布鲁顿治愈了一个无法抵抗常见儿童疾病的男孩。医生发现这个男孩得了一种疾病，他的身体无法产生成熟的 B 细胞，而这阻碍了他的免疫系统的正常运转。几十年后，与该疾病有关的酶被发现，并以他的名字命名为布鲁顿氏酪氨酸激酶

---

① 沃尔特·里德国家军事医学中学隶属于美国国防部，是规模最大、条件最好的美军医院。——编者注

（BTK）。

在沃尔特·里德国家军事医学中心，拜尔德成了一个专门研究白血病的肿瘤科医生。因为慢淋患者没有太多的治疗选择，这让他很生气。他经常会说"我们必须做得更好"。在军队里，拜尔德对化疗产生了强烈的反感。他亲眼见证了患者经历的痛苦和煎熬，看到化疗对身体和心理的伤害。他对化疗的厌恶在他母亲接受化疗治疗时达到了顶峰，但她最终还是死于癌症。

化疗成为他的敌人。化疗必须被更人性化的治疗方式所取代。因为化疗要通过血液循环到达恶性肿瘤的部位，会到达身体的各个部位，杀死分裂的细胞。癌细胞比健康细胞分裂得更多，所以化疗找到并摧毁它们的概率更大。但无可避免的是，化疗也会攻击健康细胞。这整个医学方法可以追溯到第二次世界大战，当时对芥子气的研究推动化疗成了杀死癌细胞的一种方法。这种方法并不精确，并且会造成很多不良反应。在军队里，拜尔德决心帮助患者摆脱这种治疗方式。他惊讶地发现，有不少医生和科学家也被这个目标所激励着。找到只针对癌细胞而不杀死健康细胞的新疗法已成为癌症药物研发的"圣杯"。

10年后，拜尔德以少校军衔退役。他搬到哥伦布市，加入了俄亥俄州立大学医学院，担任教职。在他开始参与法莫斯利医药公司的临床试验时，他已是血液科的主任，管理着50多名教职员工。他也是白血病研究计划的领导者。

多年来，拜尔德越来越坚定于开发PCI–32765以帮助患者。在俄亥俄州州立大学，有一个巨大的机构来帮助他实现这一目标：亚瑟·詹姆斯癌症医院（Arthur G. James Cancer Hospital），通常只被称为詹姆斯（The James），这是全美最大的癌症医院之一。这不是一个位于艾伯森杂货店旁的单层诊所。拜尔德不但有一个由医生、护士和管理人员组成的大型团队，还准备在法莫斯利医药公司试验中投入更多力量。

对于苏珊·奥布莱恩来说，在位于休斯敦的全美最大的癌症中心——安德森癌症中心（MD Anderson Cancer Center），也能利用她当前的巨大资源来支持法莫斯利医药公司的研究。

哈姆迪和泉开始着手新一轮的 1B/2 期试验，这个试验是由参与帕洛阿尔托会议的咨询委员会制定的。哈姆迪和泉起草了试验计划，旨在对 130 名慢淋患者进行治疗，评估药物的有效性和安全性。试验没有进行随机分组，这意味着没有一个控制组，没有患者会接受不同的药物或安慰剂。这次试验只有两个剂量水平。

在像法莫斯利医药公司这样的小型创业组织中，泉是无价之宝。在她离开安进公司之后所在的每个生物科技公司中，无论她的正式角色是什么，泉都在为监管机构和医学研究人员撰写文件，凭借她的全面、有力和快速的写作能力脱颖而出。泉充满活力，有棕色的头发和绿色的眼睛，她干练、坚毅，且具备奉献精神和坚韧的品格。因为她是一名具有临床运营经验的科学家，可以将所有数据无缝地写入协议，完成所有科研细节的填写，同时编写出可以在医疗中心或医院实施的计划。泉可以做到事无巨细，重要的是，她让其他人做事也变得更容易。她能为不同的医学合作伙伴解决各种问题。

哈姆迪和泉想要尽快招募尽可能多的患者参加他们的临床试验。凭借她的医学写作背景，泉通过制作文书来加速这一进程。她为美国食品药品监督管理局、为参与试验的 10 个医疗中心，以及为州政府机构撰写相关文件。这些文件向医生和监管机构展示科研信息，包括医生手册、研究计划、试验合同、安全报告、患者信息，以及回答监管人员提出的问题。药物开发需要一张明确的路线图，泉向患者、研究人员、医生、健康专家和监管机构展示了实施路径。在这个层层上锁的迷宫中，她有每一把锁的钥匙。

这一切在法莫斯利医药公司顺利进行，泉（及其大脑中惊人的带宽）让 PCI-32765 进入了 130 名绝望患者的体内。哈姆迪和泉的工作互补。哈姆迪牢牢掌握大局，与关键的医生保持联系。他作为一名医生，承担着试验的医疗责任。泉惊人的敬业精神和注重细节的工作习惯加速了这一过程。哈姆迪和泉喜欢彼此合作，他们也找到了一些欢笑的时刻以减轻彼此的压力。2010 年 4 月试验开始运行，他们只用了 57 天的时间完成启动，这比一般临床试验启动期要耗费的 5~6 个月快得多。紧接着，他们又以惊人的速度完成了患者招募。

在俄亥俄州立大学，约翰·拜尔德用一种优雅的方式向患者解释这种药物可能对他们起作用的方式。当患者坐在检查室里时，他会走到灯的开关旁，关掉灯。他说，他的手指就像一种酪氨酸激酶抑制剂药物，当灯亮时，癌细胞在扩散；当他关灯时，癌症停止了。然后拜尔德会把灯的开关贴上胶带。他说，这就像是一种不可逆的抑制剂；这就是这种实验性新药的工作原理。然后拜尔德告诉患者，化疗也可以关掉灯，但是他不是用手指或胶带，而是像使用大锤，这些患者中的许多人已经经历过大锤，他们很乐意尝试胶带。

哈姆迪在他的办公室里放着一个汽笛。每次有新的患者加入试验时，哈姆迪都会走出办公室，按下汽笛，让桑尼维尔的办公室震动。

罗伯特会不断地要求团队向他汇报进度。他在办公室里来回踱步，有时会拿着字典。罗伯特具有投资者的心智模式，会雇用顾问来做任务复合，并有时会质疑哈姆迪和他的工作人员所做的事情。为了准备与罗伯特的会议，哈姆迪记住了试验中每个患者最新进展的数据，准备回答罗伯特或顾问们提出的任何问题。

这是一个高压的环境。罗伯特会时不时走进泉的办公室，要求看到最新的患者信息，就从她的计算机屏幕上看，泉并不介意。她对罗伯特为理解正在发生的事情所付出的努力印象深刻。但是，偶尔罗伯特古怪的性格也会出现。有一次他试图跟她谈论细胞是如何以光速移动，泉置之不理。试验已经开始了，她有工作要做。

===

罗斯鲍姆对法莫斯利医药公司的 BTK 抑制剂仍然非常有

信心，而其他华尔街的人也嗅到机会。法莫斯利医药公司的股票不断上涨。2010 年 6 月，该公司以每股 6.51 美元的价格向投资者发行股票，筹集了 5080 万美元的运营费用。罗斯鲍姆是其中一个买家，到 2010 年 8 月底，他持有 5% 的股份，成为仅次于罗伯特的第二大股东。乔·埃德尔曼也购入了更多的股票，他的对冲基金知觉咨询对法莫斯利医药公司的持股规模几乎与罗斯鲍姆相当。区别在于，埃德尔曼是用其他人的钱购买这些股票，而罗斯鲍姆只用自己的钱。罗斯鲍姆相信在 B 细胞受体通路中进行激酶抑制和慢淋的治疗之间存在联系。他还大举投资了卡利斯托加医药及其药物艾德拉尼。他领投了 2010 年 6 月宣布的 4000 万美元融资，这使他获得了该私人公司大约 10% 的股份。

大约在同一时间，法莫斯利医药公司在芝加哥举行的美国临床肿瘤学会（American Society of Clinical Oncology）年会上公布了 PCI-32765 初始一期试验的更新数据。现在，该公司表示，在研究中的前 13 名慢淋患者中，有 8 名经历了部分缓解。在数据公布后，法莫斯利医药公司为医生和投资者举行了晚宴招待会。约翰·拜尔德也来了，并在那里第一次遇见了罗斯鲍姆。

当人们围坐在圆桌前享用晚餐时，哈姆迪开始介绍 PCI-32765 的临床计划。在他介绍时，一些投资者询问哈姆迪，为什么法莫斯利医药公司没有增加每天测试患者的剂量，直到达到最大耐受剂量，即不会引起不良反应的最高剂量？他们想知道，为什么法莫斯利医药公司没有试图找到最完美的治疗窗口，以在最小的毒性下获得最有效的治疗？也许法莫斯利医药公司没有充分利用这种药物的效力？如果给更多药物，可能会更好？哈姆迪认为不必这样做，因为较低剂量已经实现了 90% 的 BTK 信号靶向抑制，没有必要将患者推到安全性的边缘。罗斯鲍姆认真倾听着。私下里，他之前也向罗伯特提出了同样的观点。罗斯鲍姆参与了讨论，并认为公司找到最大耐受剂量在科学上是有意义的。

晚宴氛围变得紧张起来。罗伯特站起来，冷静地走到罗斯鲍姆的桌子旁。他抓住罗斯鲍姆的手臂，紧握住他的二头肌，说："我们正在考虑这件事，"他在罗斯鲍姆耳边低声说道，"现在，闭嘴！"

第 8 章

革故鼎新

2010 年 10 月，身患重病陷入绝望的罗伯特·阿佐帕迪（Robert Azopardi）从长岛前往曼哈顿上东区。60 岁的阿佐帕迪去那里见了理查德·弗曼（Richard Furman）。弗曼是韦尔·康奈尔医学院（Weill Cornell Medicine）的慢淋研究中心的肿瘤学家。这次问诊对阿佐帕迪来说是最后的希望。在多次化疗后，医生已经无法继续控制他的慢淋。阿佐帕迪被告知他只剩 3 个月的生命，并被建议准备接受临终关怀。作为最后一次努力，他被引荐到弗曼那里。

阿佐帕迪的妻子用轮椅推着他进了弗曼的检查室。阿佐帕迪背部肿大的淋巴结挤压着他的坐骨神经，剧烈的疼痛让他不得不弯着腰。他已经几个月没有走路了。在预约时，弗曼告诉阿佐帕迪他是 PCI-32765 的临床试验候选人。"我不知道它是否会对你有帮助，"弗曼说，"但是值得一试。"

治疗约 4 周后，阿佐帕迪早上醒来时发现他熟悉的疼痛消失了。一时间，他想知道自己是否已经死了。

服用药物一个月后，阿佐帕迪回到曼哈顿，在弗曼的检查室里等候。当弗曼走进房间时，阿佐帕迪起身，笔直地站了起来。"嘿，医生，"他说，"看看我。"

阿佐帕迪的疗效是如此显著，以至于弗曼亲自打电话给哈姆迪，告诉他这个好消息。试验患者的临床信息被输入电子数据库中，每个患者都会被分配一个编号，用以保护他们的隐私。但是，医药公司和医学家之间总是会就具体病例进行讨论。

弗曼并不是唯一一个收获显著疗效的医生。哈姆迪不断地听到来自全国各地医生的口述，讲述着缩小的淋巴结的故事。泉听说有一个患者在服用药物之前都已经开始接受临终关怀了。治疗之后他感觉很好，还买了一辆哈雷（Harley Davidson）摩托车。

在俄亥俄州立大学，约翰·拜尔德疯狂地招募病人进行二期研究，许多服用法莫斯利医药公司 BTK 抑制剂的慢淋病人眼看着自己肿大淋巴结消失。这种药物的疗效在参与试验的医疗中心传播开来，新的慢淋病人争相加入试验。在法莫斯利医药公司的桑尼维尔办公室门口，挂着折纸，每个对该药物有反应的患者都会有一张。

当拜尔德及其团队开始在哥伦布的詹姆斯医疗中心招募病人时，他们发现了一个明显的规律。当病人每天开始吞服药物时，他们的白细胞会急剧上升，而淋巴结则会缩小。像休斯敦的苏珊·奥布莱恩、纽约的理查德·弗曼和俄勒冈的杰夫·夏曼这样的其他医学家都有过相同的经历。

在最初的小规模一期试验中，病人在四周的治疗后，会停止服用药物并休息一周。在一周的休息期间，他们的白细胞会下降。然后，病人会开始新的四周疗程，并伴随一周的休息。相应地，病人的白细胞会上升和下降。然而，在二期试验设计中，慢淋病人不再休息一周。但是，因为没有了休息时间，大多数病人的白细胞会上升并保持在高位。在法莫斯利医药公司，哈姆迪和泉担心这是一个不好的迹象。在传统的慢淋标准下，即使仅仅是淋巴细胞增多也意味着病情的恶化。

拜尔德、奥布莱恩、弗曼和夏曼知道他们自己在做什么。他们认真对待淋巴细胞增多症，但同时也不想忽略其他积极的迹象。许多服用该药物的慢淋患者的淋巴结明显变小，而其他重要指标，如血小板、中性粒细胞和血红蛋白，往往会从危险的低水平反弹。在一个由数据和统计分析主导的世界中，直观地看到和感受到患者淋巴结显著减小非常有用。即使被告知淋巴细胞升高，患者最终也会决定希望继续服用药物。对他们来说，做这个决定很简单，因为他们就是感觉好多了。

在桑尼维尔的办公室里，泉一直试图弄清楚发生了什么。一个关键指标——白细胞数朝着一个方向发展，而几乎所有其他关键指标都朝着另一个方向发展。她和哈姆迪一开始对夏曼表达了同样的担忧。这种药物会不会使疾病恶化？按照传统的"缓解评价标准"，只有淋巴结缩小并且淋巴细胞降低 50% 的患者才会被认为病情好转。一线的医生开始思考是否需要新的标准，也许看到更小的淋巴结就足够了？

2010 年 12 月，法莫斯利医药公司团队前往在奥兰多举行的 ASH 年会。一年前在新奥尔良市，该公司只有一个简单的 PCI-32765 展板。这一次，该药物在会议上的知名度要高得多，有三份摘要用于口头展示和一份展板。血液癌相关的专家注意到了法莫斯利医药公司，并对他们在奥兰多发布的 PCI-32765 数据感到很好奇，尽管数据规模仍很小。该公司汇总了从最初的一期试验和 1B/2 期试验中接受 BTK 抑制剂治疗的 45 例慢淋患者的信息。分析显示，可评估患者中 80% 的淋巴结明显缩小了。从这个角度来看，该治疗看起来非常有前途。

但是有一个问题。法莫斯利医药公司解释说，按照传统的指标，缓解率要低得多，不到 50%——这主要是因为那些讨厌的白细胞数。法莫斯利医药公司声称，从一期试验的数据来看，白细胞计数会随着患者继续服用药物而逐渐降低，并且通过长期服药，患者可能会达到部分缓解。

奥兰多发布的数据及法莫斯利医药公司的描述方式引起了争议。一些人认为法莫斯利医药公司和一群医生，为了解释已有的试验数据，而创造了新的缓解评价标准。但这些数据引起了华尔街投资者的兴趣，特别是菲利克斯·贝克（Felix Baker）和他的兄弟朱利安·贝克（Julian Baker），他们在纽约共同经营一家专门从事生物科技股票投资的对冲基金。菲利克斯·贝克拥有斯坦福大学免疫学博士学位，他也在那里完成了两年医学院的学习。他让贝克兄弟投资顾问公司（Baker Brothers Advisors）开始买入法莫斯利医药公司的股票，年底时的股价约为 6 美元。

但在另一边，罗斯鲍姆对眼前的情况不太满意。他被法莫斯利医药公司发布的信息吓到了。像约翰·拜尔德和杰夫·夏曼医生一样，罗斯鲍姆也研究过艾德拉尼，这是一种针对 B 细胞受体通路中不同激酶的药物，这个药物研发更加成熟。作为卡利斯托加医药公司 10% 的股东，罗斯鲍姆有资格成为董事会观察员，他对 PCI-32765 的未来有了担心。

卡利斯托加医药公司的药物并没有像他希望的那样起效。从一开始，艾德拉尼就会导致白细胞飙升。在很大程度上，长期服用艾德拉尼的患者最终会看到他们的白细胞回到用药前的基线水平，但不会下降太多。这种药物从未真正清除血液中的癌细胞。

罗斯鲍姆担心在 PCI-32765 的二期试验中患者白细胞上升是一个不好的迹象。他认为这可能是一种早期迹象，表明法莫斯利医药公司的药物的最终安全性和有效性并不好，并且法莫斯利医药公司和卡利斯托加医药公司的药物之间没有太大的区别。这也可能意味着破坏 B 细胞受体信号可能是一条死路。

罗斯鲍姆训练自己不固守任何投资论点，并始终考虑挑战新信息。现在他开始对法莫斯利医药公司失去信心。

罗斯鲍姆和他对冲基金的伙伴乔·埃德尔曼卖掉了大部分法莫斯利医药公司的股票并获得了可观的收益。这是一个将重新定义罗斯鲍姆生活的决定。

===

哈姆迪有一个他无法放弃的想法。一期试验中包括 9 名套细胞淋巴瘤患者，这是一种罕见且生长速度比慢淋更快的恶性血液肿瘤。其中 7 名患者对该药物有反应，至少部分反应。现在哈姆迪想在套细胞淋巴瘤患者中启动 PCI-32765 的二期试验。

要让罗伯特支持昂贵的二期试验需要一些说服力。罗伯特雇用了格温·法伊夫（Gwen Fyfe）作为顾问，并让她加入了法莫斯利医药公司的董事会。法伊夫刚刚离开基因泰克公司，在该公司最著名的癌症药物研发中，她有超过 10 年的履历，并晋升为肿瘤学发展的副总裁。法伊夫曾深度参与开发的药物之一是利妥昔单抗，这是基因泰克公司与 IDEC 一起研发的。哈姆迪的想法在法伊夫以及罗伯特雇用的其他基因泰克公司老员工那都未得到支持。

总的来说，基因泰克公司团队缺乏对哈姆迪的信任，因为他是泌尿科医生，而法伊夫和其他人则是专门受过血液癌方面培训的肿瘤学家。套细胞淋巴瘤是一种异常难治的罕见病，每年只有不到 3000 名美国人被诊断出患有这种癌症，使其成为淋巴瘤中患者最少的人群之一。从财务角度来看，这是一个微小的市场。法莫斯利医药公司将为潜在的小额报酬冒巨大的风险。考虑到法莫斯利医药公司的有限资源，基因泰克公司团队更希望公司将重点放在慢淋上，这在成人白血病中最常见。需要帮助的慢淋患者数量达数十万。公司以后可以考虑套细胞淋巴瘤。

哈姆迪当然希望公司明智地利用资源，做出明智的财务决策。但是哈姆迪认为，被诊断出患有套细胞淋巴瘤的患者基本上是没有防御能力的。到被诊断时，癌症通常已经扩散到淋巴结和骨髓。哈姆迪认为他们有义务帮助这些患者，尽管他们数量相对较少。他还认为，从战略角度来看，这是有意义的。

通常情况下，美国食品药品监督管理局要求新药在市场上获得批准之前进行长期和昂贵的"头对头"（非安慰剂对照试验），与现有的疾病治疗方法进行对照。对于治疗方法极少的套细胞淋巴瘤，哈姆迪认为美国食品药品监督管理局可能会授权加速批准，这意味着法莫斯利医药公司不需要进行大规模昂贵的"头对头"试验，只需要证明 PCI-32765 的有效性和安全性即可。

即使在小市场中，有效药物获得美国食品药品监督管理局批准的价值巨大。它可以使获得该药物在其他情况下的获得批准更容易。哈姆迪认为他们应该证明药物在套细胞淋巴瘤中有效、安全，并且能够有效阻止 BTK，然后将其迅速投放市场。一旦获得批准，就可以获得其他适应证的监管批准，例如慢淋。

哈姆迪推进了公司战略，与泉一起设计和启动了药物在套细胞淋巴瘤患者中的二期试验。

然而，哈姆迪的下一个决定不幸地让他走上了错误的道路。与基因泰克公司的前任高管的建议相悖的是，哈姆迪修改了试验方案，增加了 PCI-32765 在某些患者中的剂量，以此查看他们是否能够充分利用药物的有效性。这是罗斯鲍姆所建议的。但药物最终并没有显示出在接受更高剂量的患者中更有效，与此同时这还导致了白细胞升高，这让一些人担心会被视为药物的另一个问题。

哈姆迪和前基因泰克公司高管之间的分歧正在加深。对他们而言，这位泌尿外科医生不知道自己在做什么。而这个局面——生命、死亡和金钱——正在变得更加严峻。

===

彼得·莱博维茨（Peter Lebowitz）在新东家任职才三周，就被派到北加州的桑尼维尔访问一家小公司。作为强生制药旗下杨森制药（Janssen Pharmaceutical）的新任血液癌负责人，莱博维茨被从另一家巨型公司葛兰素史克（Glaxo Smith Kline）聘用来加强杨森制药的肿瘤药物开发。他的任务是找到由小型生物技术公司开发的早期药物，并与它们达成合作协议。强生制药的研发总裁保罗·斯托弗斯（Paul Stoffels）制定了一个名为"剧本"（Project Playbook）的项目计划，将各种疾病和相应的药物放在一起组成了靶心图。血液癌的靶心图包含了 25 种实验性药物，而 PCI-32765 则处于外围，也就是说它处于开发早期。

尽管法莫斯利医药公司处于外围，彼得·莱博维茨对此感到好奇，于是给罗伯特打了电话，想了解这家小型创业公司是否握着一张中奖的彩票。同时，罗伯特需要资金，至少需要 10 亿美元来支付实验室成本、临床试验、现场监测、员工与行政管理、患者招募、统计分析和监管合规等费用。因此，他很乐意接到像莱博维茨这样来自大型制药公司的电话，合作开发 BTK 抑制剂，其他还包括新基医药、诺华（Novartis）和强生的杨森制药。

罗伯特让哈姆迪与拉姆西斯·埃德特曼（Ramses Erdtmann）一起为这些大公司准备演示文稿。他们准备向这些公司展示他们的数据，并为他们提供一个配有计算机的安全数据室，以便这些公司的高管可以在那里查阅数据。

在听了哈姆迪和其他人的演讲后，莱博维茨在数据室里待了三天。在演示中，哈姆迪强调了他刚刚启动的针对套细胞淋巴瘤患者的试验，希望能在潜在合作伙伴心中为自己的想法赢得支持。

"套细胞淋巴瘤可能成为我们首个获得批准的项目，"哈姆迪说，"我们应该把资源集中在获得套细胞淋巴瘤药物治疗项目批准上，同时我们仍在进行慢淋治疗试验。"与会的格温·法伊夫插话打断了哈姆迪的发言。

"我不同意，"法伊夫继续补充说，"公司应该把大部分精力放在慢淋试验上。"

在会议休息期间，莱博维茨走向哈姆迪，告诉他套细胞淋巴瘤的想法有一定价值。对于一些人来说，内部纷争的表现会引起怀疑，但这并没有使莱博维茨动摇。他离开桑尼维尔回东海岸的航班上，确信他所在的巨型公司应该尽一切努力击败竞争对手获得这种药物。"我们必须得到这种药物，"莱博维茨在一封电子邮件中给他的老板写道。

罗伯特似乎很高兴，与大型制药公司的谈判进展顺利。他的首席医学官与国家癌症研究所的卢·斯托特和温德姆·威尔逊保持着密切联系，哈姆迪正与国家癌症研究所沟通，希望他们支持 PCI-32765 在非霍奇金淋巴瘤和多发性骨髓瘤患者中进行两项试验，从而增加药物的可信度。

与约翰·拜尔德的团队和法莫斯利医药公司的临床前的研

究团队一起，哈姆迪还完成了一些重要的科学工作，不久将在 ASH 出版的医学同行评审期刊《血液》(Blood)上发表。文章描述了 PCI-32765 如何抑制慢淋细胞内的关键信号通路。但该文章还显示，除了针对慢淋细胞本身，该药物还可以防止慢淋细胞对细胞外存活信号的响应。该药物至少有两种机制可以对抗慢淋。

在讨论慢淋患者高剂量数据的会议上，罗伯特把手放在哈姆迪的肩膀上，告诉他，当数据在即将到来的会议上公布时，一切都会顺利。"你是个好人，"罗伯特说。

2011 年 4 月，罗伯特把泉叫到他的办公室。泉一直在为 PCI-32765 的试验招募患者而不辞辛苦地工作。罗伯特知道她一直在努力工作，因为他也一直在办公室里，推动员工以创业速度和热情工作。他告诉泉，她的加薪将近 30%，是她职业生涯中最大的一次。"泉女士，"罗伯特说，"你是这个公司的关键人物。"

与此同时，罗伯特没办法缓和哈姆迪和法伊夫之间不断升级的紧张关系。这是一个干扰。他们公开在某些事情上存在分歧，而且似乎合作不佳。法莫斯利医药公司有机会将其新研发的 BTK 抑制剂药物推向市场，罗伯特希望压缩时间表，迅速将法莫斯利医药公司从早期研发公司转变为成熟期的公司。这是下一个重大的里程碑，罗伯特急于实现该目标。在他看来，与大型制药公司合作将进一步加速进展。同时，他需要改变团队结构。法莫斯利医药公司总裁格伦·赖斯仅对早期药物有经验，他即将离开，而弗朗西斯科·萨尔瓦已经被撤职。

罗伯特自认为是一个能够做出艰难而冷静决策的高管。他总是准备着在有可能威胁到他成功的问题出现时，突然重塑他的想法。没有什么人或事是神圣不可侵犯的。他很少后悔。他是法莫斯利医药公司的首席执行官和董事长。他拥有公司五分之一以上的股份。他对法莫斯利医药公司拥有绝对控制权。法莫斯利医药公司的所有员工都在为罗伯特工作，他们都知道自己能在公司任职也是因为罗伯特的意愿。

在 2011 年 5 月的一个星期四，罗伯特决定与哈姆迪谈谈。

罗伯特认为哈姆迪是一个适用于早期研发的人，他正在考虑聘请一个具有更多后期开发经验的人来替代哈姆迪。罗伯特向哈姆迪解释了他所看到的简单事实。哈姆迪不是血液病学家，而法莫斯利医药公司现在是一家血液癌公司，需要专业人才。现在出现的任何一次错误都可能会让整个努力都付之东流。

哈姆迪知道罗伯特不喜欢他与基因泰克公司帮派的争执，比如针对套细胞淋巴瘤的争论。问题的一部分症结在于哈姆迪采取了小公司的做法，即试图同时做几件事情，有时不做过多的思考。快速的步伐虽然高效，但也可能变得混乱。法伊夫和前基因泰克公司的药物开发人员是在大公司积累的经验，他们通常按照一个有条不紊的方式来依次完成事情。

哈姆迪认为他们在周末回家时会找到解决方法。

===

在接下来的周一早上，哈姆迪坐在自己的办公室里试图集中精力完成工作。在他开始工作之前，梅基·赞加内走进来告诉他："罗伯特想和你谈谈。"

哈姆迪起身走到罗伯特的办公室，他们之间就隔了两个门。他没有注意到法莫斯利医药公司的人力资源负责人也在房间里。哈姆迪一坐下，罗伯特就切入了正题。

"我们将不得不让你离开公司，"罗伯特说。

哈姆迪感到惊愕和震惊，他极力询问为什么他被解雇了。但是罗伯特并没有真正回答。因为他看到了哈姆迪和基因泰克公司老将之间的裂痕正在不断扩大，这必须停止。他得出结论，尽管之前有过不同的看法和谈话，但这是唯一的方法。

整个谈话时间不到 30 秒。

哈姆迪站起来要离开。这时，他注意到人力资源的负责人在他身边跟着。她护送哈姆迪走出法莫斯利医药公司的办公室，直到他上车。哈姆迪开车去了隔壁的弗莱电子公司的停车场。他在车里待了几个小时，试图想出如何将这个消息告诉他的家人。

尽管办公室里有一些分歧和竞争，但哈姆迪没有预料到这种情况。现在没有薪水，他开始考虑自己的财务状况和法莫斯利医药公司的股票。

哈姆迪记得，2009 年开始在法莫斯利医药公司工作时收到的雇用信长达 5 页。该信授予哈姆迪购买 30 万股股票期权，行使价格仅为每股 73 美分。公司规定，哈姆迪完成他在法莫斯利医药公司的第一年后，将有 7.5 万股期权可以行权；其余的 22.5 万股期权将在之后 36 个月内平均授予，这意味着哈姆迪必须在公司工作 4 年才能全部拿到。

该信还补充了一条关于股票期权的细节："在您离职后，您的期权将全部失效。"最后，该信明确指出哈姆迪的雇用是"任意雇用"，公司可以"随时因任何原因解雇他，有或无原因"。这是标准的硅谷合同。哈姆迪没有雇用律师，在他收到信时就签署了这份合同。

哈姆迪想知道，当罗伯特决定将他开除时，他是否在考虑收回那些超级便宜的未行权期权。这次解雇将导致哈姆迪失去尚未行权的 13.7 万股期权。哈姆迪打算出售已行权的股票期权，以此支持他家庭的生活，直到他弄清楚接下来会发生什么。眼前他只能放弃法莫斯利医药公司股票的进一步上涨所能带来的收益。

同一天，泉被罗伯特召见。

泉注意到罗伯特开始说话之前房间里的人力资源负责人。她感到了他想说什么。但是，她仍然很难相信他真的会说这些话。罗伯特告诉泉，公司不再需要她了。

一个月前，罗伯特给了她职业生涯中最大的加薪，现在她被解雇了。在被护送出办公室时，泉躲进了一个厕所，给她的丈夫发了一条短信，告诉他发生了什么。"亲爱的，你不会相信这个……"当她出来时，她仍旧睁大着眼睛不敢相信刚刚发生的一切，然后她被告知她再也不能进入办公室了。

第 9 章

合作共赢

泉在芝加哥一家远超她支付能力的酒店睁开了眼睛。她的一位朋友或者说她朋友工作的公司支付了这个费用。在被解雇后的这些天里，泉在沙发上无精打采地躺了好几天。她刚觉得自己在工作中如鱼得水——而且也许未来也不会有这样的机会了。结果却令她大跌眼镜。离职当天，她像罪犯一样被遣送到自己车里。她很清楚，自己被解雇很可能是因为跟哈姆迪走得太近，但这并没有让她好受一些。丈夫叫她该起床了，是时候继续前行了。

泉是去芝加哥参加美国临床肿瘤学会年会的。约翰·拜尔德将在演讲中介绍 PCI-32765 在慢淋中的数据。泉想去看看。但问题是，泉必须自己支付差旅费，但是她手头有点紧。她到了芝加哥后找了个旅馆。正好她的一个朋友的同事不去参加周一早上的活动了，泉就借用了他的证件。她戴着一个印有印度男子姓名的会议名牌，溜进了硕大的麦考密克会展中心（McCormick Place Convention Center）。她径直走向阿里皇冠大厅（Arie Crown Theater），与其他近 5000 人一起等待拜尔德在上午 9：30 开始演讲。

对泉来说，数据看起来非常令人振奋。由 83 名慢淋患者组成的 1B/2 期研究的中期结果显示，在进行了 6~7 个月的治疗后，升高的白细胞数开始下降，病毒开始从血液中被清除。在第一次接受治疗的老年慢淋患者中，有三分之二患者对该药物产生部分反应。许多之前未被治疗过的患者的淋巴结大大缩小。不过，在那些其他疗效失败的慢淋患者中，只有不到一半的患者对 PCI-32765 产生了部分反应，这个结果较差。

总体来看，只有三名患者因轻微腹泻、恶心和呕吐而停止服用该药物，同时仅有三名患者的癌症恶化了。无论从哪个标准来看，这个比例都很小。

对于泉而言，这一刻苦乐参半。她曾相信这种药物将会帮到癌症患者，她在研发的过程中扮演了关键角色。此外，在发表在《临床肿瘤学杂志》(*Journal of Clinical Oncology*) 上的研究摘要中，她的名字也出现了。她感到非常自豪，但也非常难过，因为她失去了继续参与研发这一药物的机会。然而这种药物将在没有她的情况下继续发展。在拜尔德继续演讲时，泉坐在阿里皇冠大厅的座位上哭泣。

拜尔德演讲之后不久，罗斯鲍姆前去与罗伯特、梅基·赞加内和格温·法伊夫开会，讨论刚刚发布的新数据。这是一个阳光明媚的日子，会议在室外举行。虽然几个月前罗斯鲍姆出售了一半他所持有的法莫斯利医药公司股份，但他仍然是股东并非常投入。托马斯·图拉尔斯基像往常一样陪着罗斯鲍姆。罗斯鲍姆坐下身后转向罗伯特。

"我只有一个问题，不过很显然，这不是我的事情，如果你不能回答，我理解。"罗斯鲍姆说，"哈姆迪先生怎么了？我认为他非常优秀。"

罗伯特抬起头，盯着罗斯鲍姆说："我只能说，当我们划船时，每个人都需要向同一个方向使劲。"

会议上呈现的数据表明，药物对慢淋患者产生了临床效果，而之前让罗斯鲍姆担心的淋巴细胞增多问题也不再构成威胁。他隐隐约约有一种感觉，自己的一大部分股票卖太早了，但罗斯鲍姆如今无法让自己以更高的估值重新购买已出售的股票。图拉尔斯基的对冲基金的老板乔·埃德尔曼也是如此。

罗斯鲍姆试图在脑海中理性地面对这一局面，他试图找到现有数据的问题。该药物仍然只在一个相对较小的患者群体中进行了测试。其长期安全性和有效性仍然不清楚。二期试验中的大多数慢淋患者只服用这种药物 6~7 个月。中期数据可能是精心挑选的患者的结果。

然而，还存在其他问题。在罗斯鲍姆最初购买法莫斯利医药公司的股票时，其股票交易价格在 1~2 美元。现在，该公司股票交易价格已经上涨至 8 美元。而他已经以大约 6 美元的价格出售了法莫斯利医药公司的大部分股票，获得了约 300% 的投资回报。尽管从逻辑上讲，他应该重新购买已经出售的股票——罗斯鲍姆常以其严谨的逻辑自居，但从心理上来说，以更高的价格购买股票仍然非常困难。

但是，一些重新评估 PCI-32765 潜力的大型制药公司得出了不同的结论。他们渴望尽可能多地购买和控制这种药物。

===

罗伯特坐在法莫斯利医药公司的会议室里，大声朗读着字典中一个单词的定义。坐在他身边的是公司不同职能部门的负责人，他们认真倾听着。他们习惯了这种惯例。法莫斯利医药公司每周的高管会议总是从这个开始。罗伯特会解释一个单词，进行短暂的哲理化思考，看看它的定义可以如何与他们试图实现的目标相关联。有时，他会阐述他的商业原则。罗伯特会强调处理任何商业决策的三个关键标准：质量、时间和成本。罗伯特宣扬，质量是最重要的。高质量的实验创造了价值。雇用高质量的人创造了价值。生产可怕的计算机的公司产生了可怕的利润率。生物技术也是如此。罗伯特敦促他的高管们找出他们如何达成最高质量的成果，并理解它将如何影响时间和成本。他们能缩短时间或降低成本吗？如果大幅度提高质量和投资回报，提升成本或延长时间就是值得的。

然后，罗伯特就把会议交给了梅基·赞加内。赞加内就如同一个突入拳击场的职业拳手一样，他会开始提问和给出指令，对每个高管进行提问并询问工作进度，砰砰砰。信件发给美国食品药品监督管理局了吗？有多少患者参加了临床试验？候选人是否接受了工作邀请？项目的最新进展如何？并不是每个人都能在这个房间里存活下来，那些无法应对的人会辞职或被解雇。

罗伯特很快将赞加内提拔为首席运营官。但在此之前，赞加内早已成了法莫斯利医药公司的二把手——罗伯特最器重的人。他是一个非常敏锐且精明的谈判者，赞加内完全赢得了罗伯特的信任。他们共同挑战了行业长期以来默认的假设，并跟投资机构保持着密切联系——例如贝克兄弟投资公司的菲利克斯和朱利安，他们的对冲基金已经是法莫斯利医药公司的第二大股东。罗伯特和赞加内工作非常努力——他们视法莫斯利医药公司为自己的生命。

法莫斯利医药公司的主要部门都直接向赞加内汇报。当公司租用附近的一栋两层楼来容纳越来越多的员工时，罗伯特将赞加内的办公室安排在他隔壁。他精心改造了他们的两个办公室，为其布置了光亮的金色木地板和玻璃幕墙。他们的办公室之间单独安装了一扇玻璃门，这样他们不经过走廊就能拜访对方。罗伯特给自己办公室配了一个长长的木桌，当他坐在木桌前，赞加内从自己办公的位置就能看到他。这是一种非常亲密的关系。他们间的关系很难不被注意，随着时间的推移，罗伯特开始公开将赞加内的孩子称为自己的儿子。

年轻的玛丽亚·法迪斯（Maria Fardis）最近被聘为项目管理总监，她很快意识到，试图区分罗伯特和赞加内是一个严重的错误。你在应对一个人的同时就是在应对另一个人。他们是一体的。罗伯特可能很迷人，喜欢保持轻松愉快的氛围，而赞加内则会钻研微小的细节。他们一起根据各自的优势经营公司。法迪斯不明白法莫斯利医药公司的一些人为什么不理解这一点。

法迪斯在加州大学伯克利分校（University of California, Berkeley）获得了有机化学博士学位，并拥有金门大学（Golden Gate University）的工商管理硕士学位（MBA），她从大型生物技术公司吉利德科学公司（Gilead Sciences）离职加入法莫斯利医药公司。法迪斯出生于伊朗，美国这片土地给她带来的机会让她感到振奋。她决心充分利用这些机会。法迪斯雄心勃勃、能力出众，很好地融入了西方文化，决心成为自己领域的明星，尽管她的波斯口音始终提醒着她的过去。

罗伯特总想雇用像法迪斯这样的人。无论他们有多么聪明，"永远不要雇用让你沮丧的人，"罗伯特会告诉那些给他推荐麻省理工学院科学家或哈佛博士的人，"我等不及让那些家伙离职。"在罗伯特看来，科学家还必须是销售员，能够推销研究计划，说服医生让他们的患者接受治疗，或者影响参与开发过程的其他角色做必要的事情，例如监管机构。他想要招募像法迪斯这样的外向型人才。法迪斯还因与赞加内共同的文化背景而建立了联系，他们在办公室里有时会说波斯语，甚至在会议上也是如此。

赞加内使用其他人听不懂的语言进行公开对话并不罕见。有时在会议上，她会转向另一位罗伯特忠实的支持者拉姆泽斯·埃德特曼，并用德语发表评论。罗伯特、赞加内和埃德特曼喜欢为生物技术行业带来外部的视角。没有人会说罗伯特不懂行。但在这个高度监管的行业中做业务，有时会让跨行成为一件难事。在审查费用时，埃德特曼会带着他的德国口音问道：

"我们是在买大众还是奔驰？"这种比喻在房地产或汽车领域可能很普遍，但在生物技术领域并不总是适用。在一次讨论加大招募参与试验患者力度的会议上，赞加内提出给招募了最多患者的医生一些奖励，比如一辆汽车之类的。还有一次，罗伯特想知道为什么法莫斯利医药公司不能组织一场广告宣传活动，以此吸引潜在的试验患者使用其实验性药物。罗伯特会质疑各种事情。还比如，在为试验患者采购 CT 机时，为什么他们拿不到折扣？生命科学行业的老兵不得不认真向他解释：这些策略在行业内是不允许的，因为在决定是否将患者纳入临床试验时不能有偏见。罗伯特和赞加内一般都会接受这类反对意见，但仍会不断督促团队突破创新。

===

尽管公司势头正盛，业务的现实要求法莫斯利医药公司投入更多的资金，具备更多的专业知识来开发 PCI-32765，而罗伯特确信与大型制药公司合作会是获得这两者的最佳途径。从 2011 年秋季开始，法莫斯利医药公司的股价仍然很低，仅为 11 美元，估值不到 8 亿美元，从股票市场获得融资成本很高。不仅是像罗斯鲍姆和乔·埃德尔曼那样的人对法莫斯利医药公司的故事开始失去兴趣。法莫斯利医药公司的 BTK 抑制剂仍然没有在华尔街上引起太多兴趣。

淋巴细胞增多的问题为该药物的前景蒙上了阴影，不少硬核的生物技术投资者对此心存疑虑。当初罗斯鲍姆试图购买法莫斯利医药公司股票时，把价格炒高的奥博资本也很快卖掉了自己的股票。罗伯特在去年夏天去了趟纽约，试图挖掘一些感兴趣的投资者，但许多人都认为罗伯特和法莫斯利医药公司是一个奇怪的组合。同时，哈姆迪之前在与华尔街人员沟通中发挥重要的作用，他的离职让一些投资者更加谨慎。罗伯特一如既往地我行我素。在汉普顿海滩八月的一个晚上，特劳特集团举办了一场海滨聚会，尽管那天很冷，罗伯特仍旧脱下衣衫，穿上泳裤，跳进大西洋游泳。其他人都在飞行点海滩（Flying Point Beach）岸边衣冠楚楚、谨言慎行，罗伯特则独自在海浪中嬉戏。

另一方面，罗伯特引起了一些大型制药公司的兴趣。但这也远非对其趋之若鹜。并不是每个制药公司都想与罗伯特磋商合作。大型英瑞制药集团阿斯利康（Astra Zeneca）看了一眼法莫斯利医药公司的基本盘，迅速就撤退了。但是，新基医药、诺华和强生的杨森制药部门坚持不懈。他们的讨论持续了数月。

除了与大型制药公司合作开发 PCI-32765 获得资金支持，罗伯特还希望利用这种伙伴关系掌握一些关键资源。他坚持认为，法莫斯利医药公司应该保持对该药物在美国商业运营的控制权。罗伯特希望法莫斯利医药公司建立起自己在美国的销售团队，并在这个全球最大的市场上赢利，这样他就可以在药瓶上贴上法莫斯利医药公司的名字。对于他来说，让该药物在美国满足监管要求也很重要。罗伯特计划让法莫斯利医药公司的工作人员与美国食品药品监督管理局一起参与各种会议。如果该药物获得批准，法莫斯利医药公司的监管战略就算达成了。

对罗伯特而言，他要打造一个富有生命力的公司。他已经把这作为法莫斯利医药公司使命宣言的第一目标。罗伯特还想让华尔街认识到 BTK 抑制剂就是法莫斯利医药公司的产品。无论是否要出售法莫斯利医药公司，该公司需要看起来有强大的运营能力，而不仅仅是依赖生物技术巨头来赚取专利费。

尽管罗伯特在这些问题上进行了艰苦的讨价还价，但并不是每个人都愿意让步。罗伯特对 PCI–32765 合作的定价并不便宜，超过了法莫斯利医药公司的整体市场估值。来自诺华和新基医药的一些企业高管根本不会花大钱让这些没有生命科学经验的角色——罗伯特和赞加内——来操盘。

在商讨协议的过程中，罗伯特找到了最愿意按照他的条件推进合作的一方——强生。强生的杨森制药血液癌负责人彼得·莱博维茨曾说："公司必须尽一切可能获得这种药物"，这句话在公司的最高层也引起了共鸣。强生全球制药研究负责人保罗·斯托弗斯从东海岸飞往桑尼维尔，直接与罗伯特进行谈判。

生物制药行业的格局正在发生变化，斯托弗斯早就意识到了这一点。这就是为什么他聘请了莱博维茨。大型制药公司越来越依赖由小型细分领域专业化的生物技术公司开发的药物。在强生公司内部开发的药品越来越少，在不久的将来，其产品开发渠道会被市场上首先推出各种新药的公司所主导。这是一个刚刚开始席卷整个行业的重大变革。

斯托弗斯是一个戴着大眼镜的高个子男人，在他的银发之下，乌黑的眉毛颇为突兀。他很快就与罗伯特达成了共识，一起推动了这项交易。强生的律师和业务开发人员在合同条款上进行讨论，随后，他们在帕洛阿尔托的威尔逊律师事务所（Wilson Sonsini）的办公室进行了最后的谈判。交易完成后，罗伯特和斯托弗斯在同僚的掌声中，同时站起身来握住了对方的手。

交易达成，罗伯特与斯托弗斯成了合作伙伴，这也为法莫斯利医药公司提供了超过 10 亿美元的资金。

两家公司同意合作开发 PCI–32765。以预付款和里程碑付款总计 9.75 亿美元（含立即支付的 1.5 亿美元）的价格，强生购得该药物未来全球利润的一半。强生的杨森制药还同意支付所有开发费用的 60%。其实本质上，就是由强生来支付。

罗伯特成功让法莫斯利医药公司保留了在美国的商业运营和监管事项的控制权。该药物在美国的收入将进入法莫斯利医药公司的财务报表；强生将主要控制美国以外地区的商业化和监管事项。法莫斯利医药公司甚至保留了在该药物生产制造方面的角色。不过，罗伯特有得有失。他没有留住对药物某些功能的独立控制权，例如药物的安全报告和医学事务，但这些都是小问题。从罗伯特的角度来看，与强生的这笔交易将为法莫斯利医药公司开发 PCI–32765 提供资金；实现在国际市场的曝光，销售法莫斯利医药公司仅靠自己无法完成研发的药物；并为药物提供只有像强生这样的知名制药公司才有的背书。

罗伯特让法迪斯负责与强生的关系。对于罗伯特和法迪斯来说，这种合作伙伴关系象征着他们向着自己努力的目标又迈进了一步。法迪斯在法莫斯利医药公司的地位迅速上升，成了该公司最关键的成员之一。

法莫斯利医药公司保留了给 PCI-32765 正式命名的权力，罗伯特对此有自己的想法。罗伯特发现，遵循公认命名法的通用药物名称缺乏吸引力。他知道，药物获得批准后，市场部门将给该药物起一个有吸引力的品牌名，含有大写字母和难忘的节奏。但是需要遵循一定的规则。法莫斯利医药药物的通用名称包含标签"tinib"以将其指定为酪氨酸激酶抑制剂，"bru"用于标识其阻断的激酶，布鲁顿氏酪氨酸激酶。他如何使"brutinib"这样的又长又拗口的名字具有吸引力呢？

罗伯特希望该药物被视为开创性的新产品。像许多首席执行官一样，罗伯特钦佩乔布斯以及他推广产品的方式，比如苹果手机（iPhone）和苹果平板电脑（iPad）。罗伯特从苹果的产品中借鉴了小写的"i"，并将其放在癌症药物命名所需的各组成部分的前面：ibrutinib（伊布替尼）。

各取所需

  哈姆迪被法莫斯利医药公司解雇后的日子里，他与同样被罗伯特抛弃的萨尔瓦同病相怜。在他最黑暗的日子里，哈姆迪会感到自己被针对和欺骗了。但此时此刻，萨尔瓦正在与哈姆迪共进午餐，尽力为他们两人扭转局面。

  "不要再想法莫斯利医药公司了，"萨尔瓦告诉他，"你真正想在未来五年做些什么呢？"

  哈姆迪想了想萨尔瓦的问题。"我真的很想开发一款好药，"他回答道。

  "那我们就干这个吧，"萨尔瓦脱口而出。

  哈姆迪不敢相信自己的耳朵，看着萨尔瓦，"你疯了吗？我们怎么找到药物或者资金呢？"萨尔瓦想了一会儿，"你在法莫斯利医药公司已经做过了。你为什么不能再做一次呢？"

  萨尔瓦和哈姆迪都清楚，这大多是空谈。想要达成类似法莫斯利医药公司的成就几乎不可能。

  那天晚上，哈姆迪接到了来自泉的电话。在法莫斯利医药公司经历了事业的起起伏伏之后，泉无法想象自己去一个无聊的公司工作。虽然泉在经济上有压力，但她需要找到在生物技术前沿奋斗的兴奋感。她读了一篇来自盐湖城亨茨曼癌症研究所（Huntsman Cancer Institute）的人写的论文。"他有一种 BTK 抑制剂。你想去用它来治疗自身免疫疾病或多发性骨髓瘤吗？"泉问。

"等等，"哈姆迪吃了一惊，"你在说什么？"

泉重复了一遍。

她想在亨茨曼癌症研究所获得该药物的许可，并在患有类风湿性关节炎的患者中开始试验。这正是塞雷拉基因组公司的化学家最初设计伊布替尼针对的疾病。根据她从伊布替尼中学到的知识，泉认为这种 BTK 抑制剂也可以用于多发性骨髓瘤，这是一种血液癌。

哈姆迪感觉自己被捉弄了，"你今天和萨尔瓦聊过吗？"

泉并没有跟他聊过。

"我刚刚和萨尔瓦交谈过。他想找一个化合物并成立一家公司，"哈姆迪说。

哈姆迪惊叹于他们的狂妄自大。但是，泉和萨尔瓦的决心征服了他。许多生物技术学家在他们的职业生涯中从未成功开发出一种药物。被闪电两次击中的概率有多大？

第二天，哈姆迪、泉和萨尔瓦在加利福尼亚州圣卡洛斯（San Carlos）的勒布朗格面包店（Le Boulanger Bakery & Café）见面，这个店位于城镇主干道月桂街（Laurel Street）边上。当三人讨论他们的新想法时，哈姆迪接到了一个电话。

电话是罗斯鲍姆打来的。

哈姆迪打开了电话的扬声器。罗斯鲍姆一如既往地直来直往。

"哈姆迪先生，你接下来要做什么？"

萨尔瓦点燃了梦想。泉确定了药物。罗斯鲍姆有钱。他们几乎在不到 48 小时的时间内汇聚了所有条件。

法莫斯利医药公司的离职员工成立了一家新公司，渴望治疗公司（Aspire Therapeutics）。他们经常在加州门洛帕克市瑰丽酒店（Rosewood Sand Hill hotel）的酒吧会面。这里不仅是硅谷热门的约会地，还提供免费无线网（Wi-Fi）。这个勇敢的三人组并未忽视自己作为初创公司所面临的实际情况。他们需要从头开始，需要构建广泛的投资人基础来支持他们的新项目，需要重新将自己推介到市场上去。而只有一个地方可以做到这一点——摩根大通医疗健康大会（J. P. Morgan Healthcare Conference）。

在美国大部分地区，摩根大通被视为全国最大的银行。但在生物制药行业，摩根大通代表了一年中最重要的会议和社交活动——该行业的"超级碗"（Super Bowl）。2012 年 1 月，哈姆迪、泉和萨尔瓦加入了北上参会的朝圣者队伍。

2012 年，摩根大通会议上会有 395 家药物公司正式向投资者做演示。渴望治疗公司并不在其中。它被降级参与"生物科技展"的会议（Biotech Showcase），一个不太有声望的分会场会议。虽然摩根大通的会议在旧金山联合广场（San Francisco's Union Square）上豪华的圣弗朗西斯威斯汀酒店

（Westin St. Francis Hotel）举行，但生物科技展则在 4 个街区之外的帕克 55 温德姆（Parc 55 Wyndham）举行。尽管如此，萨尔瓦租了一间套房，并安排了一些会议来讨论亨茨曼癌症研究所的抑制剂。

走进套房的人之一是爱德华·范·韦泽尔（Edward van Wezel）。

"你们是法莫斯利医药公司的那些人吧？"他用荷兰口音问道。

哈姆迪、泉和萨尔瓦点了点头。

"我对你们的药物真的不感兴趣。"

范·韦泽尔是一家名为 BioGeneration Ventures（BGV）的荷兰风险投资公司的管理合伙人，专门为欧洲生物技术初创企业提供资金。范·韦泽尔对他们的抑制剂不感兴趣。他想了解其他事情。

"我遇到了这些科学家，"范·韦泽尔说，"让你们来看看会很有趣。"

===

大家看起来，幽静的荷兰奥斯镇（Oss）似乎有点落后，周围都是牛和猪的养殖场。该镇距离阿姆斯特丹大约一小时的车程，人口规模约为 92000 人，有几个风车和天主教堂，这与遍布荷兰其他地区的新教不同。每年，奥斯镇的狂欢节会点亮这个小镇，否则，它几乎会被人们遗忘掉。但是，位于奥斯镇的支点公园（Pivot Park）却是现代癌症科学的摇篮，其对世界造成的深远影响很少有人知道。

支点公园是个生物制药园区，当地的屠宰场老板曾在 1923 年创立了一家名为欧加农（Organon）的公司。他们的第一个产品是从猪的胰腺中提取的胰岛素。后来屠宰场和欧加农都成了荷兰大型化学公司阿克苏诺贝尔（Akzo Nobel）的一部分。像大多数大型跨国公司一样，阿克苏诺贝尔经常收购和出售各种部门。2007 年，轮到欧加农了。阿克苏诺贝尔将公司以 144 亿美元出售给了新泽西州的先灵葆雅公司（Schering–Plough）。他们现在是一家横跨人体和动物健康事业的公司。

大约在同一时间，欧加农在奥斯镇的一名才华横溢的化学家蒂尔·巴夫（Tjeerd Barf）正将注意力集中在 BTK 抑制剂上，就像塞雷拉基因组公司的科学家所做的那样。巴夫的主要支持者是一个名叫阿拉德·卡普坦（Allard Kaptein）的人。身材高大、瘦削的卡普坦是欧加农奥斯镇大楼中备受欢迎的生物学家。卡普坦在化学与生物学之间建立了一种有利于早期药物开发的桥梁，他是一种像巴夫这样的化学家喜欢合作的类型。当巴夫和他的团队推进 BTK 抑制剂的工作时，卡普坦则领导了另一个由大约十几名科学家组成的团队。这是一个天才团队，每个人都在处理多个项目。他们中的一些人还对一种阻断"程序性死亡受体 1"或"PD-1"蛋白的另一种癌症治疗方式感到兴奋。

BTK 和 PD-1 项目都在同一座奥斯镇建筑中进行。卡普坦的小组专注于制造高选择性的分子，这意味着它将阻断 BTK

而几乎不影响其他任何东西。人们不清楚这样的做法是否有意义。但是，在治疗类风湿性关节炎这类疾病时，化学家们希望使用更干净、更具有选择性的化合物，以此限制其毒性。他们干了一件漂亮的事：他们合成了一个"弹头"，它不可逆地与BTK 结合，同时只击中其他四个激酶，比伊布替尼少五个。他们在一只患有类风湿性关节炎的老鼠身上进行了测试，这只老鼠的状况得到了改善。该药物被赋予一个代号：SCH 2046835。

奥斯镇的科学家们忙于工作，他们对大西洋彼岸的企业谈判毫不知情。在 2009 年，仅在成为先灵葆雅公司的一部分的两年之后，整个先灵葆雅公司被一家位于新泽西州的更大的制药巨头默克公司以 410 亿美元（Merck & Co.）收购。默克之所以这么做，原因很多，但主要是为了得到先灵葆雅公司治疗过敏的喷雾剂内舒拿（Nasonex）。在此过程中，默克还收购了奥斯镇的欧加农大楼，包括卡普坦、巴夫、BTK 抑制剂和 PD-1项目。默克并不关心在遥远的荷兰前哨发生了什么。奥斯镇的大楼只是另一个要被买卖的资产。

除了与默克的使命无关，卡普坦的 BTK 项目在默克内部也引起了不满。作为一项政策，默克不喜欢不可逆地黏附在其目标上的共价化合物。不幸的是，这正是奥斯镇团队设计的BTK 抑制剂所做的。在新泽西州的高层管理人员认为，这样的药物可能会黏附到离靶蛋白上，并对患者产生危险。他们担心不可逆药物会导致半胱氨酸形成，这是一种免疫反应，可能会产生严重的不良反应，如过敏性休克。默克尤其不喜欢在患有非致命疾病如关节炎的患者中使用这些药物。对于默克来说，这种风险根本不值得。

几个月内，奥斯镇的 BTK 项目就停滞了下来。默克开始寻找关闭其新收购的奥斯镇大楼的方法。卡普坦、巴夫和他们的团队成员很快就会被解雇。但卡普坦和巴夫认为他们找到了一些特别的东西。他们决定创建一家名为"共价生物科学"（Covalution BioSciences）的公司，其第一个任务就是从默克获取他们的 BTK 抑制剂。

===

像许多荷兰父亲一样，阿拉德·卡普坦有一个踢足球的儿子。他们住在扎尔特博默尔（Zaltbommel），距离阿姆斯特丹的 A2 高速公路上的奥斯镇有 30 分钟的车程。卡普坦的 12 岁儿子在当地的斯巴达（Nivo Sparta）足球俱乐部踢球。在他的儿子比赛后，卡普坦躲在餐厅里躲避雨。当他的儿子洗澡和换衣服时，卡普坦开始与另一位斯巴达俱乐部孩子的父亲汉斯·范·登·比赫拉尔（Hans van den Bighelaar）闲聊。父亲们一起开车送孩子去比赛，并观看他们在湿漉漉的球场上奔跑。他们谈论了奥斯镇的裁员和卡普坦在离开公司时对 BTK 抑制剂的梦想。但他需要钱，而且并不隐晦地承认这一点。范·登·比赫拉尔说，在长跑俱乐部，他认识一位生物技术风险投资人爱德华·范·韦泽尔，他可能会对卡普坦有所帮助。

卡普坦与范·韦泽尔安排了一次见面，并向他发送了共价生物科学公司的 BTK 抑制剂商业计划书。那时，卡普坦已经知道法莫斯利医药公司和伊布替尼在慢淋方面的成功，因此他将血液癌和类风湿性关节炎作为潜在的目标疾病。卡普坦和巴夫沿着 A2 高速公路驱车前往纳尔登（Naarden），就在阿姆斯特丹市外，在范·韦泽尔的办公室会面。范·韦泽尔对他们的想法印象深刻，并向他的投资伙伴展示了他们的想法。但他遭受了团队的质疑。BioGeneration Ventures 是一家小型基金，而且开发癌症药物是一项昂贵的业务。伊布替尼已经在治疗血液癌方面领先了很多，通过从默克获得许可来从零开始的这种药物将不会有任何优势。不过，范·韦泽尔不会轻易放弃。

范·韦泽尔前往荷兰最古老的大学莱顿大学（Leiden University），这所大学与 17 世纪的荷兰黄金时代有着紧密联系。他预约了兼职化学教授斯坦·范·伯克尔（Stan van Boeckel）的时间，被裁员前，他曾是欧加农的药物化学主管。范·韦泽尔前往学院大楼（Academy Building），这是一座位于拉彭堡（Rapenburg）运河畔的新哥特式教堂。这座建筑的"汗蒸房"是几代学生等待他们考试结果的地方，当他们收到毕业证书并在墙上签名时，他们留下了自己的印记。在这座古老的建筑物中，有着樱桃色的砖墙，彩色铅框玻璃窗和钟楼，范·伯克尔接待了范·韦泽尔。然后他分享了自己的想法。范·伯克尔说，这种化合物是他职业生涯中遇到的最好的化合物之一。

===

在做去旧金山参加摩根大通年度峰会旅行的准备时，范·韦泽尔看到了哈姆迪的名字。与法莫斯利医药公司的前首席医学官合作可能会非常有帮助，范·韦泽尔想。几周后，范·韦泽尔邀请哈姆迪、泉和萨尔瓦与卡普坦和巴夫会面。哈姆迪、泉和萨尔瓦在没有明确想法的情况下来到纽约。他们的会面在曼哈顿中城（Midtown Manhattan）的第 57 街举行，距离中央公园仅两个街区。因为在荷兰发生的事情，这次在纽约的会议显得更加紧迫。

他们乘电梯到一栋"二战"前办公楼的 15 楼，这是库归资本的所在地。罗斯鲍姆迎接了他们，但没什么多余的客套和寒暄。哈姆迪已经向罗斯鲍姆发送了泉在亨茨曼癌症研究所找到的 BTK 抑制剂的数据。

罗斯鲍姆认真看了数据并发表强烈的观点，"这就是垃圾。"

他几乎把他们赶出了办公室。三人都震惊了，他们从罗斯鲍姆的办公室仓促地跑了出来。亨茨曼癌症研究所的化合物似乎没什么希望。

不久之后，三人重返纽约。与荷兰人的事情现在就在眼前。他们几乎无牌可打，也没有其他事情可做，他们来到这里与爱德华·范·韦泽尔和两位荷兰科学家阿拉德·卡普坦和蒂尔·巴夫见面。这次会议在曼哈顿一家不起眼的律师事务所的一间普通的会议室举行。他们这个团队就是一群看上去没什么希望的乌合之众。范·韦泽尔是房间里唯一有全职工作的人。卡普坦和巴夫自己支付了前往纽约的费用，订了最便宜的航班，通过冰岛进行转机。两位荷兰科学家甚至共用一个旅馆房间。同时，泉的丈夫在生物技术公司的发展也不理想，他现在也没有工作了。有一段时间，泉和她的丈夫试图通过领取失业保险来维持生计，他们的财务状况已经变得很糟糕。

尽管面临这些压力，这个团队从一开始就非常投缘，气氛轻松愉快。卡普坦和巴夫展示了一个简短的幻灯片，并提出他们不仅能拿出他们 BTK 抑制剂的许可，还可以贡献欧加农团队合成的及被默克忽视了的另外两种分子。大部分讨论都集中在 BTK 抑制剂上。预临床数据使哈姆迪大为惊叹。他转向泉，他们互相看了一眼。

范·韦泽尔注意到他们的兴奋。哈姆迪和泉说，荷兰化合物看起来比伊布替尼有更高的选择性，而后者是他们非常熟悉的一种药物。

他们带着荷兰人一起进行潜在的开发计划。范·韦泽尔是一位有经验的团队建设者，他早就有预感这将是一个不错的团队。两个团队拥有不同的专业知识——荷兰人是临床前项目科学家，而美国人是临床实践者——因此没有人会感到受到威胁。范·韦泽尔建议均分股权。

这个由美国加州和荷兰人混合的团队，晚上在地中海餐厅"无花果与橄榄"（Fig & Olive）愉快地共进晚餐。由于荷兰 BTK 抑制剂的选择性，几乎没有不良反应，哈姆迪相信他们可以用它来革命性地治疗自身免疫性疾病。类风湿性关节炎的市场是巨大的，比血液癌的市场要大得多。哈姆迪理解治疗血液癌更令团队兴奋，但他更希望避免直接与法莫斯利医药公司竞争。他被伤到了，再也不想听到罗伯特的名字。

在离开纽约之前，哈姆迪想要最后再确认一件事情，以防万一。他鼓起勇气再次给罗斯鲍姆打电话，并描述了荷兰的化合物。

罗斯鲍姆很感兴趣。

该投资人立即意识到这种分子选择性的市场潜力。两周前，他几乎被那个家伙赶出了办公室。现在，哈姆迪充分引起了罗斯鲍姆的兴趣。

哈姆迪告诉了范·韦泽尔有关罗斯鲍姆的情况。两人通过电话交流。每次他们通话时，托马斯·图拉尔斯基似乎也在电话线上。"托马斯也在这里，"罗斯鲍姆大喊。范·韦泽尔喜欢罗斯鲍姆在 B 细胞受体信号通路方面的丰富经验，但他不知道罗斯鲍姆的潜在财力。即使在互联网上，关于罗斯鲍姆的公开信息也几乎没有。他像一个幽灵一样。

团队中的每个人都在荷兰分子中看到了救赎。卡普坦和巴夫希望证实他们的工作，这是他们在默克公司做不到的。哈姆迪和泉认为这种药物可能比伊布替尼更好。范·韦泽尔会为组建另一个杰出团队感到自豪。至于罗斯鲍姆——嗯，罗斯鲍姆也有一些东西要证明。主要是对自己。他知道他在 BTK 抑制剂方面是正确的，但他太早放弃伊布替尼了，这是他重回市场的方式。

但是，有一个大问题仍然存在。荷兰人仍未获得开发他们想要的药物的授权，它属于默克公司。

第 11 章　内圣外王

罗伯特·杜根站在一个投影幕布前，穿着一件蓝色的衬衫，手持无线演示遥控器。他面对着一群法莫斯利医药公司的员工，他们坐在一排排的椅子上，这些椅子被完美地布置在总部的一个大房间里。罗伯特开始谈论"天才"这个词。

"我一直被字典中'天才'一词所困扰，"罗伯特补充说，"教科书将'天才'定义为一群超凡的人。当我深入研究这个词的词源时，我看到了一个完全不同的画面。事实上，它是完全相反的——它说的是内在的、天生的、固有的特征——这不是什么超凡的特征，而是平凡的、包容的。"

罗伯特在法莫斯利医药公司组织了一个员工计划，围绕阿尔弗雷德·巴里奥斯列出的 24 种天才特质展开。这些特质是罗恩·哈伯德要求学习的。对罗伯特来说，巴里奥斯的天才原则提供了一种极其有价值的商业和生活方法。对于拥抱这些原则的人来说，这可能为他们打造一种竞争优势。罗伯特在作者去世前从巴里奥斯那里获得了《天才》（*Genius*）相关著作的授权，这个公司内部的学习班是他发起的法莫斯利医药员工计划的重要组成部分。"当你真正理解这个词时，我们都是天才，"罗伯特说道，"这是我想在法莫斯利医药公司给大家的启示。"

在罗伯特讲话时，幻灯片在他身后的投影幕布上闪烁。其中一张幻灯片上写着："一种生活理念：开启你的天才特质。"罗伯特告诉这家生物技术公司的员工，这些天才原则来自一篇最初发表在《国家探秘者》杂志上的文章。然后幻灯片逐一演示了这24种天才特质。例如，乐观主义的幻灯片上写着："天才从不怀疑他们会成功。有意识地将你的注意力集中在即将发生的好事上。"

罗伯特准备了关于不同天才特质的教学卡片，并分发给了法莫斯利医药公司的员工。他希望大家了解这些品质。除了教学卡片，他还发布了天才特质的练习以及相关研讨会。在年度绩效评估中，罗伯特会谈论天才特质，并询问大家满足了哪些特点以及哪些是他们最喜欢的。是热情？是说服力？还是说他们践行了个人主义？

就杰西·麦克格雷维（Jesse McGreivy）而言，他已经习惯了每月的天才计划主题会议。他试图尽可能从会议中收获更多。作为一名受过血液学、肿瘤学专业培训的医生，他曾在一家头部生物技术公司安进担任临床研究员，然后被法莫斯利医药公司聘用负责 BTK 抑制剂项目的临床工作。参加这些月度会议已经成为麦克格雷维工作的一部分。他被分配了一个天才计划伙伴——葆拉·博尔比（Paula Boultbee），她最近被聘用来负责销售和营销。虽然她不太能接受这样的培训，她还是跟麦克格雷维一起参与，并试图以一种应对职场的方式接受培训。

在与博尔比的一对一的天才会议中，麦克格雷维要填写与天才原则相关的表格和回答问题。麦克格雷维和博尔比都认为，罗伯特试图灌输一种积极思考的企业文化，这与他们职业生涯中遇到的人生教练或其他企业文化的倡议没有什么不同。麦克格雷维则认识到了底层逻辑，并认真对待罗伯特的所言所行，即人们有内在的潜力可以释放出来，使他们成为超越他们想象的人。这不仅仅是说说而已。罗伯特已经取得了巨大的成功，并克服了丧子之痛，为自己构建了一些积极的且能改变人生的东西。尽管他之前没有生命科学方面的经验，他却有意愿领导开发肿瘤药物的公司。罗伯特一直在践行他所宣扬的理念。

但是，并非法莫斯利医药公司的每个人都有这种感觉。对于部分法莫斯利医药公司的员工来说，天才计划似乎与将伊布替尼推向市场这一主要目标无关。至少，一些员工认为天才计划占用了他们宝贵的时间。罗伯特雇用的高级医药政策顾问爱丽丝·韦（Alice Wei）认为这有点过界了。在与罗伯特的私人谈话中，她表达了自己的感受。罗伯特对韦的担忧表示尊重，但这并没有阻止他继续推进天才计划。

===

想出天才原则的人，阿尔弗雷德·巴里奥斯，是一位临床心理学家。罗伯特有时会在谈话中提到另一位著名的教会成员汤姆·克鲁斯（Tom Cruise）的名字。他在电影《碟中谍 4：幽灵协议》（*Mission Impossible: Ghost Protocol*）中看到克鲁斯穿着时尚的蓝色西装穿过迪拜酒店之后，罗伯特觉得自己也要有一套这样的西装。"我要得到那套西装！"他告诉同事。后来罗伯特穿着这件光亮的蓝色外套出现在了法莫斯利医药公司的聚会上。

对于法莫斯利医药公司的一些人来说，罗伯特带来了一种全新的药物开发方式，在公司激发了一种类似硅谷高科技创业公司的能量和使命。他没有领薪水或授予自己任何期权，他让自己的财富随着他给自己购买的公司股票涨跌。大多数药物开发者都会回避市场的波动，罗伯特很快就掌握了生物技术行业晦涩的术语，并迅速学习了这一新业务的各种知识。麦克格雷维会给罗伯特做高度技术性的演示，并惊讶于罗伯特是如何抓到最重要的一到两个方面的。通过招聘和快速晋升，罗伯特喜欢给人们新的机会，但也明确地表示，他不担心团队的变化或人员的流动。在法莫斯利医药公司，不存在终身聘用制度。"我会帮忙招聘，也会帮忙解雇，"罗伯特说，"如果公司的做法有争议，就必须有人直面这一点。"

无论人们对宗教在工作场所中的影响程度怎么看，对于一些人来说，他们很难忽视法莫斯利医药公司的企业文化与教派之间的相似之处。公司有一个张扬且富有人格魅力的领导者，员工们对他们正在研发的药物伊布替尼有着深深的信仰和强烈的使命感。长时间的工作和罗伯特的天才计划更是增加了一份狂热感。而且这也是一个不稳定的环境。如果罗伯特觉得有需要，他突然会对你很好，或解雇你、或冷落你。哈姆迪和泉只是开始。

当哈姆迪和泉被解雇时，法莫斯利医药公司的员工都感到很震惊。但是过了一段时间之后，他们意识到：没有人是安全的。埃里克·弗纳曾因办公室人际环境恶化而辞职。即使像顾问和董事会成员格温·法伊夫这样的人似乎很有权力，也在失去罗伯特的青睐后很快从法莫斯利医药公司消失。像布雷特·维拉格兰德（Brett Villagrand）这样的人，在与罗伯特或赞加内发生冲突后就直接被解雇了。像财务副总裁约书亚·布鲁姆（Joshua Brumm）这样的其他高管因不太明显的原因被解雇了。辛迪·安德森（Cindy Anderson）曾被聘请负责临床运营，这是当时至关重要的角色，但也仅持续了一年。丽贝卡·达奎斯托（Rebecca D'Acquisto）作为一位低级企业招聘人员被聘用到法莫斯利医药公司，并在四个月内成为人力资源主管。几个月后，达奎斯托离开了。科瑞娜·休斯（Corina Hughes）在法莫斯利医药公司担任合同管理和采购负责人。尽管看到淋巴结缩小的 CT 扫描让她感到兴奋，但她对不稳定的工作环境感到失望而离开了。

洛瑞·坎克尔（Lori Kunkel）接替艾哈迈德·哈姆迪成为首席医学官，她巧妙地、创造性地推动了伊布替尼的临床试验计划并处理了药物带来的安全问题，她在这个过程中发挥了至关重要的作用。坎克尔是一位备受尊敬的血液学和肿瘤学专家，拥有担任首席医学官和在基因泰克公司工作的履历。她曾在利妥昔单抗项目工作，她认为伊布替尼可以复制其成功。该药物吸引了许多人才，罗伯特称赞坎克尔是一位天才。但坎克尔不得不持续向赞加内报告她正在做的一切。赞加内会对临床开发进程不断跟进，而坎克尔几乎每天都要被召唤到赞加内的办公室。这让坎克尔感到很恼火。她不喜欢被人管手管脚，并开始抵制赞加内，不与他同步项目进展。坎克尔指出，她的合同规定她向罗伯特汇报。她逐渐开始害怕每天早上来上班。成为首席医学官一年半后，坎克尔辞职了。

===

杰西·麦克格雷维坐在会议室里，突然被罗伯特打断，罗伯特戴着眼镜，手里拿着一张纸。时任美国总统奥巴马刚刚签署了一项新的实验药物认定法案，"突破性疗法（Breakthrough Therapy）"。法莫斯利医药公司需要进行临床试验，向有权批准其进入美国市场的监管机构，清楚地展示其药物的有效性和安全性。罗伯特认为，新的认定办法可能利好法莫斯利医药公司，给予公司在批准过程中与监管机构进行额外沟通的机会。他一直在寻找缩短时间线的方法，他认为突破性疗法可以通过监管程序创造快捷的途径。美国国会创建了这种认定，以回应米勒等人就美国食品药品监督管理局无法加速审批与现有疗法相比有实质性改进的药物所发表的批评。麦克格雷维及其临床开发团队并不是不知道这种新的监管工具，但罗伯特立即敦促他们，要以与他们的大型研发伙伴强生不同的方式利用好这一政策。

突破性认定本身并不是目标，但它可以帮助法莫斯利医药公司更快、更容易地实现其获得市场认可的目标。法莫斯利医药公司进行了突破性疗法认定的申请，将伊布替尼用于套细胞淋巴瘤。尽管该药物似乎并没有对这些患者有持久的疗效，相比较，它对慢淋患者更有效。公司还为伊布替尼针对其他病症申请了其他突破性疗法认定，比如，用于患有 17p 缺失的慢淋患者，这是一种与化疗抗性相关的染色体异常以及原发性巨球蛋白血症（Waldenstrom Macroglobulinemia），一种罕见的淋巴瘤。法莫斯利医药公司成了第一家为同一药物申请三个突破性疗法认定的公司。

找到更短的监管路径是不错的第一步，但法莫斯利医药公司现在需要成功地通过它。该公司必须启动一系列涉及数百名患者的大型试验，获得可以在三种不同的血液癌中获得美国食品药品监督管理局批准的数据。这一举措将使伊布替尼的临床预算达到近 10 亿美元。

对于像法莫斯利医药这样的公司，必须进行几种类型的临床试验，获得不同的市场监管批准，每种市场批准都发挥着重要作用。生物技术公司的监管策略就像一个复杂的棋局，需要权衡监管机构的需求并对竞争对手的举动进行反击。为了在某些血液癌中获得美国食品药品监督管理局的全面批准，这些试验包括将伊布替尼与其他药物进行对比的第三期临床试验。然而，监管的全面批准并不等同于加速批准。

加速审批能让治疗疾病的药物更快地上市，监管机构可以基于小规模患者的结果对临床效果进行合理的预测。在严重的疾病中，美国食品药品监督管理局甚至可以基于单臂研究（完全由接受药物的患者组成，不采用比较疗法或安慰剂的对照组）快速审批。但在这种情况下，监管机构的期望是，制药公司进一步开展大规模、随机对照组试验，以此确认结果并获得全面的批准。这是美国食品药品监督管理局希望看到的。

因此，临床开发团队设计了 RESONATE，一项针对 350 名复发或难治型慢淋患者的第三期随机对照试验。它将药物值与已经获得批准用于治疗慢淋的奥法木单抗进行对比。在法莫斯利医药公司看来，伊布替尼将打败奥法木单抗。为了获得对奥法木单抗进行试验的权利，法莫斯利医药公司与销售该药物的制药公司葛兰素史克达成了协议。另一项第二期临床试验仅针对有 17p 缺失的慢淋患者进行测试，这是与化疗抗性相关的染色体异常。罗伯特通过巧妙地出售法莫斯利医药公司不断上涨的股票筹集了 2 亿美元，加上从强生获得的现金，足以支付公司的部分账单，同时建立新的商业销售团队。

法莫斯利医药公司的一些人与强生的同行有些摩擦，后者正在试验伊布替尼与已获得美国食品药品监督管理局批准的其他药物的联合应用。由于行业中各种重要的成功案例，联合用药是生命科学领域非常流行的策略。强生的方法可能风险较小，试验不会因伊布替尼而翻船。然而，法莫斯利医药公司的人们无法理解为什么所有人都想在慢淋等癌症中将伊布替尼和其闪耀的数据与另一种药物结合起来。他们认为，即便有什么事情，也是这些组合削弱了伊布替尼的有效性，而不是增强它。罗伯特和赞加内一致认为，伊布替尼作为单一治疗药剂，更有可能发挥最佳作用。

有一个消息在慢淋患者中开始传了开来：伊布替尼可以拯救你的生命。作为一名医生，布莱恩·科夫曼（Brian Koffman）通过在博客上维护自己与慢淋相关的生活细节，传播了这一消息。他从南加州搬到了俄亥俄州的哥伦布，成了约翰·拜尔德的慢淋患者之一，并参加了伊布替尼试验。在他开始服用伊布替尼的第三天，科夫曼在洗澡时触摸着胡须下面的变形的淋巴结。它们感觉更小、更柔软了。拜尔德最终让科夫曼带着伊布替尼回家待三个月。这是科夫曼最珍贵的财产。以防万一有紧急情况迫使他迅速离开飞机，没法携带行李箱和其他物品，他将这颗战舰灰的胶囊放在口袋里飞回加利福尼亚州。

在线留言板和互助小组里的患者开始谈论起这种药物。那些使用过该疗法的人讲述了他们健康改善的过程。他们会交换有关参加伊布替尼试验的医生的信息。互联网革命也改变着癌症治疗方式，消息更灵通的患者常常会自己将伊布替尼的信息带到他们的医生面前。

这些故事最终传到了罗斯鲍姆那里，他也密切关注着法莫斯利医药公司上升的股价。听闻伊布替尼的前景，加上看到法莫斯利医药公司飞涨的股票，罗斯鲍姆情绪低落。在行为金融学中，人们过早卖出已经升值的资产的倾向被称为"处置效应"。对罗斯鲍姆来说，手边的药丸变得难以下咽。每当他在电脑屏幕上跟踪股票时，他都会服用药物，这件事让他感到遗憾。罗斯鲍姆变得孤僻，停止与朋友交往，他的心情变得沉重。认识罗斯鲍姆的人都开始琢磨他出了什么问题，他的妻子也感到担心，罗斯鲍姆甚至一度停止了股票交易。

这不仅仅是钱的问题。怎么可能呢？从大多数人的标准来看，他已经非常富有了。罗斯鲍姆输了一场智力测试。他很早就发现了伊布替尼和 BTK 抑制剂的故事，几乎在其他任何人之前。他了解相关学科里里外外。他非常恼火，因为他看到了它，但没有勇气坚定自己的信仰。罗斯鲍姆一直在回忆当时出售的决定，逆向分析他犯下的错误。他背叛了他自己所信奉的整个投资哲学，即在关键交易上加大赌注。归根结底，他恐慌了，判断错了。

"我们都会犯错误，"罗斯鲍姆试图告诉自己。

但这不仅仅是一个错误。这是他职业生涯中最糟糕的交易。问题是，接下来他会怎么做？

第 12 章　　慧眼识珠

　　罗斯鲍姆无法理解他所听到的。坐在芝加哥巨大的麦考密克会展中心休息区的一个脚凳上，艾哈迈德·哈姆迪刚刚说，他不想再使用默克公司授权的荷兰 BTK 抑制剂了。罗斯鲍姆刚和哈姆迪、泉和萨尔瓦在繁忙的美国临床肿瘤学会年度会议上讨论了一会儿。托马斯·图拉尔斯基也在那里。

　　"我们正在考虑换成其他东西。这是一个 ROR1，"哈姆迪说，发音像狮子的叫声，"咆哮一号。"他指的是一种酪氨酸蛋白激酶跨膜受体，另一个潜在的血液癌靶点。

　　罗斯鲍姆和哈姆迪刚开始成为亲密的同事。之前，他们的关系是由他们在生物技术行业中的角色所定义的。罗斯鲍姆曾经是一位股票投资者，拥有一家哈姆迪担任高管的公司的股份。他们的关系友好但保持距离，甚至被具体的股票交易规则所定义。两人作为从业者，彼此尊重和赏识。但现在他们正在试图合作，"赌注"很高。这是一次更亲密、更透彻的共同经历。

　　罗斯鲍姆自问，我们是怎么从创办一个有前途的 BTK 公司，变成了 ROR1 的？自从罗斯鲍姆在纽约遇到这个团队，几个月过去了，这不在他的预料之内。哈姆迪继续说话时，罗斯鲍姆和图拉尔斯基相互看着对方。

"瑞典卡罗琳斯卡学院（Karolinska Institute）有这个分子。它被认为是最令人兴奋的目标之一。我们正在和他们谈许可。"

"你要把这个项目加入 BTK 公司吗？"罗斯鲍姆问。

哈姆迪回答说，他只想围绕这个瑞典化合物开始一家公司。罗斯鲍姆开始询问更多的问题。

"你在哪里找到这个分子的？"

哈姆迪拿出一张带有数据的海报，"我们刚在展板上看到它的时候，就和那个人聊了起来。"

罗斯鲍姆觉得自己像是在看一部烂电影，"等一下，你在说什么？我们已经花了几个月的时间在这个分子上，而你只是在展览上遇到了一个瑞典学术研究机构的人……就要放弃BTK。这里有什么信息我错过了？"

罗斯鲍姆看着海报。"这太可怕了，"他说，"到底发生了什么？"

哈姆迪深吸了一口气。他说他已经和阿拉德·卡普坦和蒂尔·巴夫谈过了。默克公司决定不再授权 BTK 抑制剂在自身免疫性关节炎上的应用。制药公司只会许可癌症的授权。"没有自身免疫上的授权，我们没法推进项目，"哈姆迪说，"我已经决定放弃了。"

罗斯鲍姆感到自己的头发已经变白了。他拿起海报，并扔在地上。"艾哈迈德，你到底有什么问题？"罗斯鲍姆问道，

"我现在不关心自身免疫上的授权问题。我们要专注于癌症。癌症才是我们需要专注的地方。这太疯狂了。"

哈姆迪的退缩与该药物在癌症领域的前景无关。他害怕罗伯特。只要他们为类风湿性关节炎开发 BTK 抑制剂，他们就不会与法莫斯利医药公司和罗伯特相抗衡。血液癌战略将让哈姆迪与他的前老板发生冲突，这个想法让他害怕。

罗斯鲍姆不理解这种心理动态。但他知道他该做什么。"我不知道这算什么，你们刚刚认识这些人，"罗斯鲍姆说。而且他将来会想办法从默克公司那里获得自身免疫的授权。"我要拿这个分子和荷兰公司合作。你有选择。要么你现在打电话给他们，要么我打电话给他们。"

哈姆迪考虑了一下。他知道，荷兰的 BTK 抑制剂在血液癌治疗中的最佳策略是成为伊布替尼的快速追随者，这是一种可以基于伊布替尼的概念证明具有更好属性的第二类治疗方式。它可以利用伊布替尼的开创性工作，但也可以在结构上独具一格，从而对患者产生实质性的影响。立普妥曾经是第五个面世的降胆固醇他汀类药物，但它仍然成为当时销售最好的制药产品。为了使这种方法奏效，荷兰药物必须更好、更安全。罗斯鲍姆想要做的逻辑无可厚非。另外，对罗伯特的担忧有些不合理。错过机会的想法再次浮现在哈姆迪的脑海中，他决定重新加入。他说："好的，我会联系他们的。"

他们商量后，罗斯鲍姆继续在芝加哥为期五天的会议上四处浏览。他的行程包括与法莫斯利医药公司的罗伯特和其他人的会面。这时，罗斯鲍姆知道罗伯特已经成为潜在的竞争对手，但罗伯特一无所知。在会议上，罗斯鲍姆询问了另一家名为阿维拉（Avila）的公司，他们一直在尝试开发 BTK 抑制剂。他们早期第一次在血液癌患者的人体试验中没有取得良好的效果。法莫斯利医药公司的团队大笑了起来，其实他们不知道正在荷兰发生的事情。他们说阿维拉药物的问题是太过选择性了，它没有击中一些增强 BTK 阻断的激酶，这些激酶有助于推动伊布替尼的良好效果。他们称为伊布替尼的"秘密武器"。

在结束会议之后，罗斯鲍姆开始恐慌并质疑选择性的想法。也许 BTK 根本不是关键目标？这仍然是新的科学。也许阻断 BTK 并不是推动伊布替尼有效性的唯一因素？也许选择性不如多效性好？罗斯鲍姆冲回酒店房间研究了激酶图谱。伊布替尼所针对的酪氨酸激酶（如 EGFR 和 ITK）并不是荷兰药的靶点。荷兰药会抑制 BMX 酪氨酸激酶，但效果比不上伊布替尼。也许其中一些靶点更重要？

罗斯鲍姆对 BTK 抑制剂感到恐慌，他有点不知所措。他跟哈姆迪通了电话，开始盘问他。但哈姆迪坚持认为，是 BTK 使伊布替尼产生了疗效，而不是伊布替尼击中的其他激酶。阿维拉药物的化学成分肯定有问题。哈姆迪一直说："是 BTK，是 BTK。"他慢慢地让罗斯鲍姆冷静下来。

前些天是罗斯鲍姆阻止了哈姆迪重新定向整个项目。现在轮到哈姆迪让罗斯鲍姆保持正确的方向了。

在荷兰，范·韦泽尔已经花了几个月的时间来获得 BTK 抑制剂的授权。说服一个大型制药公司出售或转让化合物并不容易，即使它并不想要。但这个团队有两个优势。一方面卡普坦和巴夫在欧加农的高层领导中有影响力，由他们推动默克公司出售药物。另一方面是政治因素。人们走上街头抗议默克公司关闭荷兰奥斯镇的研发中心，导致 2000 个工作岗位消失。示威者手持标语牌，上面写着"利润增长，就业减少"。为了避免与欧洲主要政府发生冲突，这家美国制药巨头开始与荷兰政府就转让其不需要的荷兰资产进行讨论，并留在支点公园中。

默克公司开始谈判出售的资产之一是 PD–1 抑制剂，巴夫的团队中有部分成员一直在研究。不知怎么地，PD–1 出现在默克寻求转让药物的清单上。它甚至以极低的估值出现在一份条款的表格上。但在谈判的后期，默克突然停止了这种药物的出售。这种 PD–1 抑制剂后来成了可瑞达（Keytruda），一种用于治疗至少 16 种不同癌症的免疫治疗药物，尤其是肺癌。美国前总统吉米·卡特（Jimmy Carter）是数百万心怀感激的患者之一。它成了默克公司最畅销的产品，2019 年产生了 144 亿美元的销售额，约占默克公司收入的三分之一，并且正在不断增长。就其市场表现，默克公司基本就可以等价于可瑞达。默克公司之所以收购并保留这种药物，纯属运气。

就范·韦泽尔而言，他与位于新泽西州怀特豪斯站（Whitehouse Station）的默克公司授权总监取得了联系。授权 BTK 抑制剂远非这位总监的头等大事。默克公司没有人认为这种分子有多大作用。范·韦泽尔发送了一份条款文件给授权总监。为表诚意，他在预付款上写下了名义金额：1000 美元。他们之间有时会有电子邮件往来。有一次，默克公司表示只会为癌症授权该药物，确保它不会与默克公司在其他治疗领域（如类风湿性关节炎）存在的任何现有药物竞争。

如果不是卡普坦和巴夫在欧加农的盟友，以及荷兰政府的施压，整个交易都会破裂。但范·韦泽尔最终在 2012 年完成了交易，承诺向默克公司支付约药物净收入的 5%。默克公司在条款表上没有更改最初的现金支付金额。

该药物以 1000 美元的预付款被出售。

===

从惠普开始，硅谷公司在车库里创业的神话在高科技创业圈子里广为流传。苹果、谷歌和许多其他公司都效仿了这一做法。但生物技术公司的发展，即使是来自硅谷的公司，通常不会走这条路。各种精密设备、法规和巨大的成本牵涉其中。然而，泉把位于加州圣卡洛斯（San Carlos）2600 平方英尺的房子的双车车库改成了化学实验室。泉的丈夫托德·柯维（Todd Covey）和他们两个年幼的孩子将车库内部涂成了白色并进行了彻底的清洁。这是房子里最干净的区域。柯维订购了实验室设备，如细胞培养皿，并从家得宝（Home Depot）购买了组建生物安全柜所需的零件。他花了 50 美元买了一个孵化器，并从啤酒公司购买了二氧化碳。有一次，泉用她的信用卡在线购买了人类干细胞，送到了家里。柯维把它们存放在液态氮中，气体有时会从车库门的两侧散发出来。当时全国最热门的电视节目《绝命毒师》（*Breaking Bad*）最后一季正在上映，泉告诉她的孩子们要关好车库门，以防邻居产生怀疑。住在隔壁的人实际上是一名美国联邦调查局探员。

柯维除了是泉的丈夫，还是一位出色的生物学家。他也需要一份工作。罗斯鲍姆和哈姆迪热情地欢迎他加入团队。合并渴望治疗公司与共价生物科学公司，成立新公司的事情已经延迟了几个月。范·韦泽尔正在荷兰解决资金问题。在范·韦泽尔准备好之前，罗斯鲍姆无法启动股权融资轮。

与此同时，哈姆迪、泉、萨尔瓦和荷兰科学家们为了在像泉的车库这样的地方免费工作而暂停了自己的生活。他们的储蓄正在减少。没有资金，他们无法完成任何事情。他们都需要罗斯鲍姆的帮助来追逐他们的梦想。

罗斯鲍姆向团队提供了 160 万美元的贷款，因为创始员工的现金流状况变得实在太紧张了。他说他将把贷款转入第一轮股权融资中。这笔钱使哈姆迪能够开始研究化学机理和药物制造，并开始规划一些临床前测试。

哈姆迪和泉决定在健康的白鼠中测试该药物对伊布替尼的作用。泉在斯坦福认识的一位科学家说他有一些额外的白鼠，可以将它们带到大学的动物医学实验室测试。为了测试这两种药物，泉需要用针将实验药物注入白鼠的腹部。

实验室白鼠很难获得。泉多年没有做过这种工作，她担心犯错并杀死科学家朋友给她的珍贵的白鼠。她决定从附近的宠物店买只白鼠，在家里的车库实验室练习。在店里，她拿起了一个笼子和一只白鼠，当她到达结账台时，泉被要求填写一张表格。店里没有出售充当饲料的白鼠。她必须声明她买白鼠是作为宠物而不是作为蛇的食物或出于其他目的。站在收银台前，泉不知道该怎么办。她填写了表格，购买了白鼠，并把它送给了她的孩子们作为宠物。他们把它命名为沙妮卡（Shaniqua）。

不久，泉来到城镇里一处破旧的区域，在一家昏暗的商店里购买了作为饲料的白鼠。泉购买了五只白鼠，但她喜欢其中一只并收养了它，取名为好运（Lucky）。这样，她留下了四只白鼠作为练习对象，并有了越来越多的白鼠作为室友。

在用剩下的四只白鼠练习时，泉很快发现自己没有失去手感。她准备好了在斯坦福的动物实验室进行秘密行动。泉的联系人引导她和哈姆迪穿过安全门。他们穿上白大褂进入实验室。泉小心翼翼地开始工作并治疗她的白鼠，避免引起怀疑。第二天，他们再次偷偷摸摸进入实验室并查看结果。实验表明，荷兰 BTK 不仅有效，而且比伊布替尼更有效，以较低剂量抑制 B 细胞激活。在经历了在车库里度过的日子和为账单发愁的夜晚，泉现在看到了前方一条可行的道路。

范·韦泽尔最终找到了解决资金问题的办法，所以资金很快到账了，虽然只有一点点。眼前的问题变成了，他们会叫自己的公司什么？这些生物技术专家们一致同意简单地称为阿切塔制药（Acerta Pharma）。Acerta 是一个缩写，代表加州和荷兰创始人的首字母——Ahmed（艾哈迈德）、Cisco（西思科）、Edward（爱德华）、Raquel（拉奎尔）、Tjeerd（蒂尔）和

Allard（阿拉德）——这是除了罗斯鲍姆外的所有人。他们甚至没有想到要包括罗斯鲍姆。事实上，这是他最烦恼的事情。如果阿切塔的加州和荷兰创始人认为罗斯鲍姆将扮演被动、愚蠢的角色，那么他们就错了。

阿切塔的创始人立志从一开始就努力推动公司。罗斯鲍姆成了阿切塔的主席，并在 2013 年初领导了最初的股权融资 600 万美元。它被设计为多次 A 轮的第一阶段。其他投资者包括范·韦泽尔致力于开发基因疗法的 BioGeneration Ventures 公司、乔·埃德尔曼的对冲基金认识咨询（Perceptive Advisor）、荷兰政府开发部门和一家加利福尼亚州的投资基金。

罗斯鲍姆和埃德尔曼曾经是股票交易员。现在，这两位纽约投资者正在转型为风险投资家，投资初创阶段的创业公司。传统上，对冲基金不是这样运作的。但是像罗斯鲍姆和埃德尔曼这样的人注意到，最有前途的新公司并不寻求从股票市场获得早期融资。如果这些公司变得成功，从一开始投资将是最好的入场点，这能提供最大的财务回报。少数几家专门从事技术交易的对冲基金已经开始转型，从切斯·科尔曼（Chase Coleman）开始，他的纽约对冲基金公司"老虎环球"（Tiger Global Management）曾投资元宇宙（Facebook，现更名为 Meta），当时这家社交媒体巨头还是一家私人公司。

如今，罗斯鲍姆和埃德尔曼将这种思维方式带到了生物技术领域，开辟了一个新的投资赛道，很快大量的资金将涌入该行业。在卡利斯托加医药公司后期融资时，罗斯鲍姆也对其进行了投资。在阿切塔，罗斯鲍姆和埃德尔曼在最开始的阶段进行投资。埃德尔曼的对冲基金的分析师托马斯·图拉尔斯基，他的职业生涯始于罗斯鲍姆，加入了阿切塔的董事会，担任埃德尔曼的代表。在未来几年内，华尔街的对冲基金投资者将对私人生物技术初创公司下注并投入资本。

哈姆迪成了阿切塔的首席执行官和首席医学官，泉担任临床发展负责人。萨尔瓦担任财务主管，而两位荷兰科学家阿拉德·卡普坦和蒂尔·巴夫则负责临床前开发和药物制造。阿切塔在荷兰根据荷兰法律设立，因为范·韦泽尔的基金筹集了一些荷兰政府的资金，需要投资荷兰公司。他们将他们的 BTK 抑制剂药物称为 ACP-196，代表 Aspire Covalution Pharma-196（渴望共价事物 196）。

在阿切塔成立之后，卡普坦和巴夫发表了一份新公司成立的新闻稿。他们曾被大型制药公司解雇，经历了数月的不确定性。现在，他们已经成功从默克公司获得了 ACP-196 的授权，拿到了融资，并踌躇满志地推进他们的药物。

罗斯鲍姆对新闻稿大发雷霆，他希望完全保密。罗斯鲍姆是一个互联网幽灵——几乎无法识别，他希望阿切塔也是这样经营的。阿切塔没有网站，未来的新闻稿都被禁止了，新员工不允许在领英个人资料上提到他们的新雇主。"只有偏执狂才能生存，"罗斯鲍姆向泉解释。罗斯鲍姆对如何使这样的公司成功有非常具体的想法，并由哈姆迪来实施。让每个人遵守规定将是他作为阿切塔首席执行官最具挑战性的任务之一。

===

罗斯鲍姆的祖父经营着锁具批发的业务，在美国各地都有销售网点。每次商务旅行，他都会带上贝果面包或其他纽约的美食佳肴，作为对客户的亲切问候。罗斯鲍姆接受了这个传统并模仿它，从纽约带来最新的热门美食分给大家。2013 年是梅丽莎纸杯蛋糕。他拿着装有纸杯蛋糕的白盒子出现在加利福尼亚州千橡市（Thousand Oaks），在作为美国最大的生物技术公司之一的安进公司的会议室里，给大家分蛋糕。

安进公司肿瘤学研究副总裁克里斯蒂安·罗梅尔（Christian Rommel）站起来，向他的同事介绍罗斯鲍姆。"我认识罗斯鲍姆先生有一段时间了，"罗梅尔用他浓重的德国口音说，"他是一只松露猪。如果有人是松露猪，那就是罗斯鲍姆。"大约 20 人的房间里寂静无声。

罗斯鲍姆惊讶地回头问陪他到千橡市的托马斯·图拉尔斯基："汤米，他刚刚叫我猪了吗？ 他刚刚侮辱我了吗？"图拉尔斯基意识到，罗梅尔指的是欧洲用猪来嗅探有高价真菌的传统。"别误会，这是夸奖。"图拉尔斯基说。

罗斯鲍姆投资的阿切塔团队决定挑战法莫斯利医药公司及其看起来令人惊叹的药物——这是一个令人望而却步的任务。为了降低风险，罗斯鲍姆一直在寻找在治疗血液癌上击败伊布替尼的方法。当他在千橡市与阿切塔团队会面时，他同时也在与安进公司谈判，争取一种正在进行第一期人体临床试验的 PI3K delta 抑制剂药物的授权。该药物阻断了 B 细胞受体通路中的同一激酶，如卡利斯托加医药公司的药物艾德拉尼。罗斯鲍姆认为，将阿切塔团队更具选择性的 BTK 抑制剂与安进公司的 PI3K delta 抑制剂结合使用，可能会在患者中产生更强的反应。安进公司的药物也可以为阿切塔团队提供保险，以防BTK 抑制剂出现问题。

千橡市的会议结束后，阿切塔团队被授权使用安进公司的PI3K delta 抑制剂，允许其与 BTK 抑制剂结合使用。阿切塔团队预付了 500 万美元和未来净销售额的 6% ~ 8% 作为专利许可使用费。但有一个附带条件：安进公司坚持自己有权回购这种两种药物的组合，如果实际上这种药物的使用是成功的话。在这种情况下，阿切塔团队仍将获得不错的回报，罗斯鲍姆需要这种保险。

之前在阿切塔团队发生的另一项交易涉及知识产权。表面上看，它可能并不那么重要，但事实证明它非常关键。默克公司取得了 ACP-196 的专利。但是，当为罗斯鲍姆工作的律师在专利文献中搜索，以确定阿切塔团队是否具有运营的权利时，他们偶然发现了一项面向不同蛋白质家族的现有专利。这项专利似乎涵盖了阿切塔团队的药物，同时也涵盖了伊布替尼。这项专利几年前由纽约长岛的 OSI 制药公司（OSI Pharmaceuticals）获得，该公司已被一家日本制药公司收购。阿切塔团队与一家第三方公司合作，由该公司秘密代表阿切塔团队与 OSI 联系，以此查明是否有可能获取该专利，最终阿切塔团队以 22.5 万美元的价格获得该专利。

在加利福尼亚州，哈姆迪和泉将他们的实验室设备从泉的车库搬进了圣卡洛斯的办公场所。他们将办公场所的一部分改成了实验室，后来扩展到了相邻的仓库。然后他们从头开始工作。虽然阿切塔团队已经获得 BTK 抑制剂的授权，但默克公司没有分享与该药物相关的大部分数据。因此，所有最初的临床前工作都必须重新开展。

与此同时，哈姆迪与一些曾参与伊布替尼试验的关键调查人员建立了联系，例如拜尔德、奥布莱恩、弗曼。哈姆迪知道这一举动不可避免地会让罗伯特知道阿切塔团队在血液癌方面的计划，但是没有这些医生，就很难获得任何进展，他们的支持至关重要。

医生们很高兴听到哈姆迪的这个项目，他们很信任他。就像他们确信伊布替尼将为慢淋治疗开创新时代一样，这些专家级慢淋医生知道还有改进的余地。法莫斯利医药公司的药物不良反应对一些患者来说难以忍受，这些患者通常年龄较大，相比年轻患者，他们更为敏感。

其他药物开发商已经开始努力开发更安全、更有效的 BTK 抑制剂，并已经开始联系这些医生签约。但是哈姆迪分享了他的数据，并说服他们，他的选择性 BTK 抑制剂最有可能在关键点上帮助患者。拜尔德和其他医生认为，这种药物似乎真的与伊布替尼不同，并且有可能更好——哈姆迪和泉的参与让他们更有信心。随着伊布替尼在技术上的突破，法莫斯利医药公司证明了 BTK 抑制是血液癌治疗的变革者。但是，这种药物最初是作为一种工具化合物设计的，而不是作为治疗人类的药物。拜尔德认为这个概念可以更进一步。

在拜尔德的帮助下，哈姆迪和泉对一小部分自然发展出淋巴瘤的狗进行了阿切塔团队的 BTK 抑制剂研究。他们需要从健康狗的血液中获取血样以准备进行研究，因此泉从她的宠物牧羊犬艾丽（Ally）身上抽取了血液。研究结果显示，25% 的反应率与伊布替尼的早期临床前犬类测试相匹配。尽管最初团队担心击中多种激酶的普通药物有某种"特殊疗效"，但似乎保持清洁和更具选择性可以是阿切塔团队成功的关键。

哈姆迪和泉正在加紧工作，准备在 2013 年底向美国食品药品监督管理局提交新药研究申请。自阿切塔团队获得最初的股权融资以来，只有 10 个月的时间——这对于一个骨干人员不足的初创公司来说是闪电般的速度。一旦提交了申请，阿切塔团队就准备进入临床领域。

第 13 章

明效大验

特里·埃文斯（Terry Evans）的挫败感在心中蔓延。他觉得自己很无助。这是他活下去的最后希望，却似乎没有人关心。这位 65 岁的加州长滩市退休信息技术经理同意参加法莫斯利医药公司的 RESONATE 试验，希望使用伊布替尼。但是当埃文斯在加州大学圣迭戈分校赴约时，计算机算法随机将他分配到接受奥法木单抗的对照组。对照组的患者会知道他们正在接受抗体治疗，因为采用的是静脉注射方式。

埃文斯深入学习了慢淋。他获得了癌症的荣誉博士学位。像大多数绝望地研究了每种可能治疗方法的慢淋患者一样，埃文斯知道奥法木单抗对他没有帮助。如果他的医生预约在不同的日期或时间，计算机可能会将他分配到试验的伊布替尼组。他命悬一线。果然，他开始服用奥法木单抗 7 个月后，埃文斯的淋巴结肿胀，其他指标也朝着不正常的方向发展。埃文斯准备迎接最坏的结果。

RESONATE 试验对象约有 175 名对照组患者，因为法莫斯利医药公司很清楚，美国食品药品监督管理局不会在制药公司还没有给出足够的安全性和有效性数据的情况下，在慢淋患者群体中广泛地推广新药。俄亥俄州立大学的医学科学家兼主要研究者拜尔德同意试验的总体安排。但他对研究设计中的一个因素感到痛苦。如果抗体治疗失败，该试验不允许分配到奥法木单抗组的患者跨越到伊布替尼组。

当涉及新的抗癌药时，美国食品药品监督管理局监管机构通常会用黑白分明的语言与药物开发商进行交流。他们会向生物制药公司明确表达他们希望看到的东西。这一次，在与美国食品药品监督管理局的会议中，令人惊讶的是，法莫斯利医药公司团队发现监管机构在跨越分组的问题上显得相当模糊。RESONATE 试验的主要措施或终点是患者的无进展生存期（Progression-free Survival），即药物阻止了癌细胞生长和扩散。这是研究设立要回答的主要科学问题，试验将继续进行数月甚至数年，直到得到数据、得出答案。但是，这项试验设计了第二个终点——总体生存率，如果患者可以在两种药物之间来回切换，那么生存结果可能会被扭曲。监管讨论使得法莫斯利医药公司团队别无选择。不能跨越分组。一旦药物获得监管批准，只要患者还活着，任何想要药物的患者都可以得到它。

在俄亥俄州立大学，RESONATE 试验的处理存在争议。拜尔德知道他在有其他值得尝试的治疗方法时希望让他招募中的一半患者获得伊布替尼的使用权。对拜尔德来说，看到"对照组患者"死亡是极其痛苦的。随着试验的进行，他对法莫斯利医药公司和美国食品药品监督管理局在跨越分组问题上进行了驳斥，并承诺自己再也不会陷入这样可怕的境地。在休斯敦的安德森癌症中心，奥布莱恩更加努力。奥布莱恩在《美国临床肿瘤学会邮报》（*ASCO Post*）上发表了一篇文章，称美国食品药品监督管理局禁止病情恶化的患者跨组用药是错误的。

"这是残酷的现实：在 RESONATE 试验的对照组中，可能会有疾病恶化和死亡的人，"奥布莱恩写道，"据推测，这就是美国食品药品监督管理局认为必须记录生存率的原因……我认为这很不幸。"

美国食品药品监督管理局的肿瘤学主管理查德·帕兹杜尔（Richard Pazdur）在邮报上发表了文章做出了回应，澄清美国食品药品监督管理局没有反对跨越分组，并鼓励公司为患者提供有希望的疗法。在美国食品药品监督管理局的支持下，法莫斯利医药公司修改了其试验计划，允许像埃文斯这样的患者跨越分组并获得伊布替尼胶囊。它们确实有效。埃文斯接下来好几年将继续服用这些药物。

法莫斯利医药公司还希望努力将伊布替尼批准为一线治疗药物，从化疗的恐惧中挽救患者。为了获得这一批准，法莫斯利医药公司在 2013 年启动了第二个大型 RESONATE 试验，将该药物与先前未接受治疗的老年患者的化疗进行了比较。这时，一些医学科学家对于让他们的患者接受除伊布替尼之外的任何治疗感到非常不舒服。纽约韦尔·康奈尔医学院具有行业影响力的慢淋医生理查德·弗曼拒绝参加 RESONATE-2 试验。他已经有信心，伊布替尼是一种非常好的药物，认为让患者被随机选择接受化疗是不道德的。

对于美国食品药品监督管理局强制法莫斯利医药公司进行另一项昂贵的研究才能批准其成为慢淋一线治疗的药物，弗曼认为美国食品药品监督管理局对那些承担风险的生命负有责任。虽然试验允许患者跨越分组，但弗曼担心经历化疗初始治疗的患者的死亡风险会增加。

随着越来越多的患者接受伊布替尼，药物不良反应的情况也出现了。有报道称患者有不良反应，大多数为轻微的，如腹泻、关节疼痛和淤血，尽管这些症状对老年患者来说可能难以忍受。

有的患者也出现了更严重的不良反应。在一些患者中，药物似乎会引起心律不齐，即心房颤动，以及硬膜下血肿，即血液在包裹大脑的组织层之间聚集。这两种情况都可能危及生命。法莫斯利医药公司制订了医疗管理计划来处理这些问题，并让已经存在心房颤动或正在服用血液稀释剂的患者远离试验。当患者的两个心房不协调地跳动混乱时，会出现不规则和快速的心跳，患者会面临心力衰竭或中风的风险。医生们被警告了患者用药后会出现这些心脏和出血事件，以便他们仔细监测他们的患者。

===

2013 年 6 月，《新英格兰医学杂志》（*New England Journal of Medicine*，NEJM）发表了关于伊布替尼用于 85 例复发和难治性慢淋患者的第 1B/2 期试验的结果，这一项研究是 3 年前由哈姆迪在帕洛阿尔托酒店向行业专家与医生提出的。数据结果令人惊叹，医学家现在对发生的事情有了更好的理解。文章描述了 BTK 就像一个主开关。关闭 BTK 可以击败癌细胞。试验中的一些患者现在已经服用伊布替尼近两年。该研究的 71% 患者见证了淋巴结缩小和白细胞下降。这被认为是"充分反应"——这是法莫斯利医药几乎可以希望达到的最佳结果。另外 15 个患者看到他们的淋巴结缩小，但白细胞计数仍然很高。即使是有问题的 17p 缺陷异常的患者对该药物的反应也很好。不良反应被显示为适度，极少数人有严重的不良反应。"在复发或难治性慢淋患者中，伊布替尼使患者获得了更持久的缓解"，该论文总结道。

在华尔街，NEJM 的论文引起了人们极大的兴趣。伊布替尼似乎非常擅长在相对安全的方式下抑制慢淋。这是一种癌症药物，确实可以使慢淋患者的寿命延长，其他现有药物无法做到这点。对于金融投资者来说，从经济角度来看，药物的亮点是：即使药物有效，它也不会将你彻底治好。伊布替尼不是一个魔法弹头。血液中的癌细胞不会被完全清除，癌细胞很少会完全消失。其实它没有让患者的症状完全得到缓解。在粗鲁的术语中，这是一种订阅模型。患者需要每天服用一次药丸，并长年累月服用。

当银行和对冲基金的分析师在电子表格中输入数字时，伊布替尼的财务预测不断攀升。分析师将相对较多的慢淋患者数量乘以类似癌症药物在市场上的高价。然后他们会估算那些患者将继续服用该药物的时间。分析师认为该药物可以产生数十亿美元的收入。到 2013 年夏天，法莫斯利医药公司的股价飙升至 123 美元，市值达 90 亿美元。

最精明的生物科技投资者争相参与其中。曾设立一家纽约公司购买制药专利的前投资银行家帕布罗·勒戈雷塔（Pablo Legorreta）进行了一种创意性的投注。正如法莫斯利医药公司创始人米勒在其达成的交易中的陈述，塞雷拉基因组公司多年前送出伊布替尼，但仍保留了该药未来销售的一小部分份额。独立医学实验室巨头奎斯特诊疗（Quest Diagnostics）在 2011 年以 6.5 亿美元收购了塞雷拉基因组公司，未来的专利收益也随之而来。NEJM 论文发表后不久，勒戈雷塔的药品特许权投资公司 Royalty Pharma 进入并以 4.85 亿美元购买了奎斯特在伊布替尼收益中的权利。

然而，并非每一位法莫斯利医药公司故事中的角色都感到高兴。NEJM 论文将拜尔德列为第一作者，其后是奥布莱恩、弗曼、夏曼等医生和法莫斯利医药公司员工。哈姆迪和泉没有被列为作者。尽管他们设计并最初实施了这项试验，但他们只在致谢中被提及。对于泉而言，在 NEJM 上发表论文是她职业和人生的目标，她觉得有意义的认可被不公正地剥夺了。

在医学研究中，对于同行评议的论文，一般都会承认参与的医生和科学家的功劳。即使他们在发表论文前去世，研究人员通常也会被列为作者。在法莫斯利医药公司，故意遗漏参与者已成了一种惯例。法莫斯利医药公司的创始人米勒曾为伊布替尼的初始一期试验撰写协议，而斯坦福的研究员波利亚在早期的试验中进行了该试验，但他们的名字在该研究的最终论文发表在《临床肿瘤学杂志》时也被遗漏了。他们对此也感到愤怒。米勒觉得自己是被故意从伊布替尼故事中抹去的。事实上，罗伯特始终坚称米勒与药物的开发无关。慢淋研究结果发表一个月后，NEJM 再次发表了伊布替尼对复发性套细胞淋巴瘤患者的二期试验的积极结果。但是，哈姆迪和泉仍未被列为作者。

对于哈姆迪而言，还有一笔钱的问题。由于个人财务过度杠杆化，哈姆迪在被解雇时行使了他的法莫斯利医药期权并以 110 万美元卖掉了它们。这是一个巨大的错误。

他出售的这些股票在 2013 年夏季就价值 2000 万美元。

罗斯鲍姆也因提前出售股票而遭受损失。罗斯鲍姆在法莫斯利医药公司上赚了很多钱。但他提前出售的代价现在接近 3 亿美元。

罗斯鲍姆只有一种方法可以弥补它。

第三部分

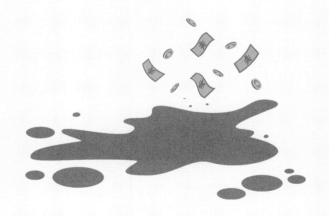

第 14 章　艰难过审

在哈姆迪哄儿子入睡时，他收到了罗伯特发来的一条听不太懂的语音信息，似乎想要跟他联系。哈姆迪不清楚罗伯特想要什么或为什么打电话，信息很模糊。自从被辞退后，哈姆迪就没再收到过罗伯特的消息。所以，这件事对哈姆迪来说十分可怕，他甚至感到了威胁。

不久之后的一个早晨，就在他居住的封闭社区外，哈姆迪看到一辆可疑的白色货车停在路边。他惊慌地给罗斯鲍姆打了电话，告诉他有关货车的事情，也给他听了罗伯特发来的语音信息。

哈姆迪害怕罗伯特。他知道如果自己重新进入罗伯特的视野，势必要遭受攻击。之前他一直以为可能就是公司或法律上的矛盾。现在他怀疑这甚至可能会侵犯到他个人。哈姆迪又开始琢磨着避免新项目进入癌症治疗的领域，但他知道他的新团队不可能同意。他陷入了自我制造的紧张恐慌的旋涡之中。

哈姆迪向团队吐露了心声，向大家讲述了发生的事情。大多数人对此并没有那么震惊。一些人听了语音信息，认为可能只是手机放口袋误拨的留言信息。时间久了，罗伯特在阿切塔成了吓唬人让他们听话的假想的怪物。员工们会开玩笑地说，大家应该小心潜伏在附近的白色货车。罗伯特与山达基教会之间的紧密联系，以及他向敌人发起进攻的激进方式加剧了哈姆迪的不安。在荷兰时，阿切塔的一台笔记本电脑神秘地从车的后备厢凭空消失了，这给团队增添了一丝忧虑。而且盗贼还留下了其他更贵重的物品。

没有证据表明罗伯特或法莫斯利医药公司参与了这一切。罗伯特总是说他并不关心阿切塔在做什么，他希望他的前同事们一切顺利。他声称从未给哈姆迪留下过语音信息。一些阿切塔的人认为哈姆迪有过度想象的倾向。

从某种意义上说，法莫斯利医药公司和阿切塔正在进行竞赛。两者都似乎有一种能够阻止慢淋的 BTK 抑制剂，并且都在寻求美国食品药品监督管理局的批准。但是罗伯特和法莫斯利医药公司有着巨大的先发优势。无论罗伯特是否知道或关心阿切塔正在做什么，都不会影响法莫斯利医药公司前进的动力。2013 年夏天，罗伯特和法莫斯利医药公司的临床和监管团队制定了一个大胆的策略，寻求美国食品药品监督管理局对两种病情——套细胞淋巴瘤和慢性淋巴细胞白血病——进行加速审批。尽管法莫斯利医药公司的数据仅涉及较少的患者，但公司认为结果的质量可能使审批加速。

法莫斯利医药公司的监管事务负责人乌尔特·盖科（Urte Gayko）坐飞机返回加利福尼亚州与美国食品药品监督管理局监管机构会面时，规划了该策略的核心内容。法莫斯利医药公司将涉及套细胞淋巴瘤和慢淋患者的伊布替尼临床试验数据放在一个新药申请的文件中。所有数据都来自哈姆迪和泉最初设计的两个二期试验。法莫斯利医药公司的新团队就用了这两个小试验的结果向美国食品药品监督管理局申请加速审批。

在用于慢淋监管审批的文件中，临床医生从 1B/2 期试验中选择了服用伊布替尼最佳剂量的 48 名患者的数据提交给了美国食品药品监督管理局。用那么小的样本量申请加速审批就是在赌博。相比之下，为套细胞淋巴瘤患者寻求加速审批则是另一回事。这类患者群体数量少，而且潜在治疗方案也不多。但是慢淋是血液癌中病患最多的人群。在任何时间点，美国都有大约 18.6 万人会被诊断患有慢淋。而且有很多人处于患病的风险之中。根据 48 名患者单臂试验数据，要求美国食品药品监督管理局为如此庞大的患者人群批准一种药物是很困难的。

2013 年 10 月，罗伯特与法迪斯、麦克格雷维、盖科及其他负责临床开发和监管的高管一起飞往马里兰州白橡树（White Oak），参加了与政府高级监管人员在美国食品药品监督管理局总部的重要会议。他们与彼得·莱博维茨等强生高管一起参会。在美国食品药品监督管理局会议上，强生公司人员的出现使得法莫斯利医药公司员工提出的任何事情都立即具备了合理性和政治力量。这是罗伯特之前想要与制药巨头合作的原因之一。在较早的一次会议的尾声，听到美国食品药品监督管理局官员曾随意问一个强生公司人员是否可以游说国会增加美国食品药品监督管理局的人员配备，法莫斯利医药公司就感受到了强生公司的权力之大。这样的互动让法莫斯利医药公司团队感觉自己就是内部人士。

美国食品药品监督管理局的肿瘤和血液学主管帕兹杜尔主持了一次讨论，有 15 名监管人员参加了该讨论。这是帕兹杜尔本人第一次参加法莫斯利医药公司的会议。自从法莫斯利医药公司的创始人米勒在《华尔街日报》上发表了文章，批评帕兹杜尔办公室阻碍有前途的癌症治疗方法，帕兹杜的声誉发生了巨大的变化。美国国会的突破性治疗认定计划帮助帕兹杜尔团队更紧密地与生物制药行业合作。而且，帕兹杜尔的妻子玛丽也被癌症夺去了生命。他的妻子是一名肿瘤科执业护士，被诊断出患有卵巢癌。这改变了帕兹杜尔，加剧了"简化审批流程，更快地推出产品"的"圣战"。

制药行业也准备加入帕兹杜尔的十字军东征。患者每年要为抗癌药支付大约 10 万美元的成本，而为了研发抗癌药，美国生物制药公司每年的研发费用高达 310 亿美元，这比任何其他领域的药物投入高出 3 倍以上。在很大程度上，该行业都在专注于开发靶向小分子治疗药物，如伊布替尼，这些药物渗透癌细胞并干扰其基因和蛋白质。

虽然名义上是坐在谈判桌的两侧，但罗伯特和帕兹杜尔发现他们是盟友。癌症在个人层面上深刻地影响了他们的生活。这种疾病改变了他们。事实上，罗伯特和帕兹杜尔之所以能在一起讨论伊布替尼，也是因为帕兹杜尔的办公室多次拒绝了米勒所提交的治疗脑癌药物的审批，这间接导致罗伯特接管了法莫斯利医药公司。但是，即使帕兹杜尔发起了对药物审批官僚主义的"圣战"，他仍然是一位尽责的监管人员，专注于微小的细节与公共安全。这种分裂的角色在他与法莫斯利医药公司的会议中也表现了出来。

在会议期间，针对这种常见的白血病，监管机构对这仅有的 48 组患者数据表示担忧。就连法莫斯利医药公司团队自己也认为，提交的大部分材料就是二期数据的"大杂烩"。美国食品药品监督管理局官员询问该研究设计最初是否旨在获得监管批准。法莫斯利医药公司团队承认没有。监管机构明确表示，1B/2 期试验缺乏预期的信息和检验，如独立验证放射学评估。他们说，慢淋药物的申请存在缺陷。

"麦克格雷维博士，"帕兹杜尔说道，他在对法莫斯利医药公司的首席医疗官说话时声音逐渐升高，"让我告诉你什么是偏倚（Bias）。"

对于像帕兹杜尔这样强硬的监管者来说，偏倚指的是提交单臂数据集，即所有患者都接受相同的治疗，结果没有与接受其他治疗或未接受治疗的患者进行比较。监管机构更喜欢大型随机试验，其中包括对照组，这样可以充分证明药物的有效性。这样才有足够的证据表明，伊布替尼有挽救生命的潜力。但是，法莫斯利医药公司还没有做足够的工作来充分展示其药物相对于其他治疗方法或安慰剂的疗效和安全性。帕兹杜尔是一位"守门人"，他不仅要保护美国人免受有害药物的侵害，还要为患者带来变革的药物。

"最后，美国食品药品监督管理局会处于一种两难的境地，我也曾处于这种窘境。你要么审批太快，要么太慢，"帕兹杜尔对此进行了解释，"但我们试图构建安全性和疗效的平衡。"

罗伯特在会议上听着。监管机构修改了法莫斯利医药公司提出的大胆计划。帕兹杜尔的团队表示，他们将拆分法莫斯利医药公司的新药申请，在不同的时间表审批慢淋和套细胞淋巴瘤。他们说，套细胞淋巴瘤的审批会更快。谈及慢淋时，这也是法莫斯利医药公司最大的创收点，监管机构建议该公司补充提交正在进行的 RESONATE 试验的中期数据，该试验在随机匹配的患者中用伊布替尼跟另一种药物奥法木单抗进行对照测试。监管机构的意见对罗伯特和法莫斯利医药造成了巨大的打击。

RESONATE 试验中的患者招募最初很慢，直到赞加内将所有临床工作转移到法迪斯，后者神奇地解决了这个问题。法迪斯推动了这一进程，更快地开放了更多的临床试验站点。她有一套自己的办法化繁为简。对于公司来说，加速 RESONATE 试验现在变得至关重要。法莫斯利医药公司需要尽快得到该试验的结果。

===

罗伯特离开了马里兰州白橡树，打算最大限度地利用通过加速审批的套细胞淋巴瘤应用。美国食品药品监督管理局官员表示，可能不会很快批准伊布替尼用于慢淋。

罗伯特知道新药快速上市的重要性。在桑尼维尔办公室，葆拉·博尔比一直在为伊布替尼的商业化做准备。罗伯特也是为此目的雇用了她。在 2001 年为诺华工作时，博尔比曾成功协助推出了格列卫（Gleevec），这是一种用于治疗慢性髓细胞白血病的开创性药物。这是美国食品药品监督管理局批准的第一种激酶抑制剂。

博尔比兴奋地想要为伊布替尼复制格列卫的成功，并将她的家人从南加州搬到了硅谷。在美国食品药品监督管理局会议之前，她一直在为慢淋和套细胞淋巴瘤的上市计划做准备。现在，从宣传材料到网站布局，她必须围绕套细胞淋巴瘤重新调整。

在博尔比的指导下，伊布替尼将以品牌名亿珂（Imbruvica）重新推向市场。

博尔比还承担了围绕亿珂定价的重要工作。已经进行了一项定价研究，将亿珂与市场上的其他药物进行了基准比较，特别是用于罕见癌症的药物，包括硼替佐米（Bortezomib）和来那度胺（Lenalidomide），这是另外两种已经被批准用于套细胞淋巴瘤的口服药物。为了获得更多指导，法莫斯利医药公司与知名的医疗保险公司进行了谈判。博尔比帮助确定了一个价格范围，并与罗伯特和赞加内一起就这个重要问题与强生公司进行了讨论。他们的价格约为每粒胶囊 91 美元，预计患者每天需要服用 4 颗胶囊，每月合计约 10920 美元。

哈姆迪曾预测，通过专注于套细胞淋巴瘤，伊布替尼可能会获得监管批准。他和泉设计了证明其有效性的二期研究，并因过于倾向于推动这一做法而被解雇。2013 年 11 月，法莫斯利医药公司收到了美国食品药品监督管理局的一封电子邮件。这份 14 页的邮件文件上印有美国卫生与公众服务部（Department of Health and Human Services）的蓝色抬头和帕兹杜尔的数字签名，批准了亿珂用于之前接受过其他治疗的套细胞淋巴瘤患者。这是罗伯特一直在等待的消息。

该批准上了新闻头条，媒体强调，每位患者每年要为亿珂支付的费用高达 13.1 万美元，这使其成为美国最昂贵的抗癌药之一。这一价格标签引发了民众针对生物制药的反感。不久，美国人会像对待烟草公司一样瞧不上制药公司。在接受《纽约时报》（The New York Times）采访时，罗伯特指出，套细胞淋巴瘤是一种在不同时间段至多只影响 1.1 万美国人的疾病。他认为，如果不能将药物价格定到这种水平，法莫斯利医药公司和强生公司就根本不会花费近 10 亿美元来开发亿珂。

回到桑尼维尔，新药获批打破了员工们原定的感恩节和圣诞节计划。领导层当然很高兴，但员工们必须推迟假期计划，因为公司正在加速商业化引擎。罗伯特希望利用好此刻市场的热度推广新药。是的，这种药物很昂贵，套细胞淋巴瘤患者数量少，让医生开药需要时间和工作。在华尔街，一些投资者因对慢淋的审批被推迟而感到失望。

罗伯特向销售团队发出指令：在年底最后几周内，他希望从该药物中获得 4200 万美元的收益。他的销售团队有 7 周时间来实现这一目标。

法莫斯利医药公司的销售副总裁迈克尔·克拉姆（Michael Crum）感到惊讶。自 11 个月前被聘用以来，他已经组建了高质量的销售团队，包括年轻有为的销售总监亚西尔·阿里（Yasser Ali）。但是，克拉姆认为罗伯特的销售目标很疯狂。此外，罗伯特已将克拉姆和他团队的销售奖励与 4200 万美元的目标挂钩。相比之下，作为将拥有亿珂近一半净收入的强生公司，在同一时期的销售预测仅为 1400 万美元。

阿里进行了分析，得出结论，她没有办法实现该目标。该药物仅被批准用于先前接受了其他治疗的美国曼托细胞淋巴瘤患者。而且他们的数量不够。阿里的老板克拉姆认为，实现销售目标的唯一方法是向患有慢淋的绝望患者主动推销药品。对核准标示外的药品进行销售，可能会为销售代表带来监管机构，甚至法律执法机构的麻烦。他们觉得罗伯特设置销售目标就像他还在经营面包房业务一样。但是，法莫斯利医药公司不是在卖饼干。

据他后来对法莫斯利医药公司提起的诉讼，克拉姆收到了罗伯特的语音信息，称销售目标没有谈判的余地，并提醒克拉姆，他的绩效股票期权与实现 4200 万美元的销售目标挂钩。他的投诉材料说，这个语音信息是 11 月的一个星期四留下的，这让克拉姆感到自己受到了威胁。以防万一他没有收到消息，同一天，克拉姆的经理博尔比向他重申了罗伯特的立场。周末，克拉姆和阿里都向法莫斯利医药公司的合规部门报告了该情况，他们期望自己的行为会被保密。

星期一早上，克拉姆在去开会的路上遇到了罗伯特，罗伯特把克拉姆拉进他的办公室并试图在两个多小时内就让克拉姆明确销售目标。克拉姆在诉讼文件中说，罗伯特纠缠他、咒骂他。克拉姆声称他不仅担心自己的工作，而且担心自己的安全。克拉姆自称受到了惊吓，躲回家里，"病了"两天。他希望罗伯特的情绪能平息下来。阿里走进办公室，加入会议，罗伯特和赞加内都在。在会议上，罗伯特提到了销售目标，以及克拉姆无法适应挑战的问题。

根据阿里后来对法莫斯利医药公司提起的诉讼材料里的描述，他在会议上提出了异议，主张将销售团队的薪资与销售核准标示外药品的目标联系起来是错误的。罗伯特转向阿里，直截了当地问他，是否向合规团队报告了这个问题。阿里承认他这样做了。"叛徒！"罗伯特回答，责备阿里没有先来找他沟通。

当克拉姆在家时，得知罗伯特想在公司外与他见面。克拉姆想，最好回到办公室与罗伯特见面，这样更安全。感恩节过后，克拉姆被解雇了，阿里也被解雇了。克拉姆和阿里在加利福尼亚州法院对法莫斯利医药公司提起的非法解雇诉讼最终和解了，他们不用承担任何责任。

===

罗伯特对亿珂雄心勃勃的销售目标并未得到落实。结果证明强生的销售预测是正确的。在 2013 年最后 3 个月，法莫斯利医药公司从亿珂获得了 1360 万美元的净收入。但是当罗伯特迎来新的一年时，他的境遇峰回路转。

2014 年初，第三期 RESONATE 大型临床试验的独立数据监测委员会提前终止了研究。因为，委员会成员已经拿到了足够的数据，证明亿珂的疗效已经超越了奥法木单抗。服用亿珂的患者看到自己的慢淋病情停止了恶化，并且他们的生命得到了延续。法莫斯利医药公司立即向美国食品药品监督管理局提交了 RESONATE 试验令人难以置信的中期数据，希望一锤定音。

1 个月后，即 2014 年 2 月，法莫斯利医药公司的监管首席乌尔特·盖科在办公室收到了美国食品药品监督管理局的电子邮件。其中包括一封信，通知法莫斯利医药公司，亿珂通过了美国食品药品监督管理局的加速审批。盖科从办公室走到她花 100 美元买的一个蓝色金属大钟旁。当她敲钟时，人们开始欢呼并聚集到走廊里。罗伯特和赞加内加入了大家，一起庆祝亿珂获批的喜讯。罗伯特惊叹于慢淋批准的日子似乎就是五年前法莫斯利医药公司给第一批患者试用亿珂的日子。

这对法莫斯利医药公司、公司的营收前景以及对慢淋患者来说，都是巨大的利好。之前"加速"获批的范围仅限于先前接受过不同疗法的患者。但是，美国食品药品监督管理局的措辞很考究。通常，加速审批会要求癌症患者所接受的治疗"无效"，这意味着他们必须忍受化疗，然后在癌症恶化时变得更加虚弱。但是在这种加速审批的背景下，患者可以操纵规则，接受所谓"首次获批的"疗法，例如化疗几天，然后立即开始服用亿珂。有哪个患者不会这样做？亿珂就是疗效更好。

俄亥俄州的拜尔德是 RESONATE 试验的首席研究员，他说："很少有药物在治疗慢淋患者上能展现如此巨大的潜力。"美国食品药品监督管理局的帕兹杜尔也沾了光，宣称美国食品药品监督管理局应用了加速审批计划等程序，"迅速使这种新疗法面向最需要它的人群"。

罗伯特从未在药物开发领域工作过，却在五年内，从首次人体试验开始到帮公司度过财政危机，再到获得两项变革性的监管审批。他将法莫斯利医药公司的工作重心完全聚焦于 BTK 抑制剂。这成就了亿珂。在他的管理下，推动了超过 40 个临床试验，激进地推进监管审批，大大压缩了行业传统的时间表。在这个过程中，有人被抛弃了，有人的梦想破灭了，有的策略被调整，时过境迁，公司的变化翻天覆地。但是不可否认的是，罗伯特已经做到了别人难以企及的事情，并创造了一种能够拯救生命的东西。

在生物技术圈中，大家开始讨论罗伯特的成功。罗伯特仅仅是侥幸，还是因为他很优秀？如果罗伯特没有在 2008 年提供财务救援并继续进行亿珂的第一次临床试验，会发生什么？当看到一篇《福布斯》(Forbes) 文章发表评论称"幸运药"使罗伯特成为亿万富翁，罗伯特感到很沮丧。他在商业孜孜不倦地开拓不能被这一轻描淡写的表达抹去。

大约在慢淋获批前夕，第一次有生物技术公司的首席执行官跟罗伯特联系，讨论公司并购的事宜。罗伯特与该公司进行了初步谈判，然后突然中止了对话。

尽管如此，这种提议开始改变罗伯特的战略布局。他开始认真地考虑退出。这一转变是在跟华尔街投资银行家的沟通中发生的，他们私下跟罗伯特说，像法莫斯利医药公司这样的单一产品生物技术公司最终会在股东的推动下出售，以免在亿珂专利快要到期的时候丧失市场主动性。这样的要求很难不被满足。他也没有其他太多的选择。如果他购买新药物进行开发，股东肯定不满意，并抛售其股份。但是，法莫斯利医药公司又没有从零开始启动新药物的能力。罗伯特很擅长销售，不过公司的增长也可能因此受限。

罗伯特的决定最终将以找到合适的时间退出为导向。只有在法莫斯利医药公司创造了约 10 亿美元的收入之后，才能获得最高的报价。如果罗伯特在这个里程碑之前的任何时间出售公司，他的潜在买家，大型制药公司的出价不会是最理想的，他需要在恰当的时机唤起他们对收入大规模增长的兴趣。无论是巧克力曲奇、庞德罗莎牛排，还是挽救生命的癌症药物，罗伯特都很了解这个游戏，他知道现在还不是做交易的时候。

===

下雪天在波士顿或纽约很常见，但是在休斯敦，人们不习惯寒冷和雨夹雪。来自阳光普照的加利福尼亚州，泉曾与在休斯敦安德森癌症中心的慢性淋巴细胞白血病专家苏珊·奥布莱恩一起工作，招募试验患者接受阿切塔的 BTK 抑制剂。但是，程序上，泉距离招募第一个患者还差一个签名。

2014 年的冬天对阿切塔的团队来说挑战很大。亿珂的两次获批代表法莫斯利医药公司已经走在了前面。此外，大型日本制药公司小野药品工业（Ono）也发布了一组看起来不错的 BTK 抑制剂的数据。同时，阿切塔已经努力几周，试图启动其 BTK 抑制剂的人体试验，但进展缓慢。

尽管哈姆迪与像奥布莱恩和拜尔德这样的头部慢淋医生建立了牢固的关系，他们已经签约作为临床试验调查员，但公司尚未招募到一名患者。哈姆迪特别担心拜尔德，他一直在赞扬亿珂，但他似乎并没有花多少时间帮忙寻找适合阿切塔的患者。之前拜尔德同意参加法莫斯利医药公司的试验后，他迅速招募了患者。哈姆迪担心拜尔德这次不会那么热情，特别是因为亿珂的获批意味着该药可以用于任何复发性的慢淋患者，而不仅仅是法莫斯利医药公司试验中的患者。

罗斯鲍姆在 2013 年底成功做到 3700 万美元的 A 轮股权融资，因为临床项目启动，随之而来的是更大的压力。与往常一样，泉一直在为监管机构和医疗中心撰写文件，以启动阿切塔试验。没有这些文件，什么都不会发生。最终，奥布莱恩确定了一位患者候选人——一位在休斯敦患有慢淋的 62 岁女性。

这不是一位经过精挑细选的易治疗的患者。事实上，她是生物制药公司一期试验会尽量避免的那种患者。哈姆迪看了看她的情况，叹了口气。"这是一场灾难。"他想。患者曾接受过多种治疗，包括骨髓移植。她的骨髓中 100％ 是慢淋细胞。肿大的淋巴结扭曲了她颈部的右侧。她患有全血细胞减少症，这意味着她的红细胞、白细胞和血小板的计数低到十分危险的程度。（对于一些慢淋患者，特别是那些经历了很多化疗的患者，白细胞计数可能降低而不是升高。）她定期接受红细胞和血小板输注。这位女士的疼痛更剧烈。她勉强维持着生命。

泉和试验药物之间的唯一障碍是一个行政程序上的签名。泉和安德森癌症中心合作的工作人员已经努力了几天：一方面，试图让医院官员签署患者入组；另一方面，患者正在垂死挣扎。工作人员感到沮丧，抓起合同走出去，在雨中找到了管理员并获得了签字。

但是，第一个患者一进组，她就出现了所谓的严重不良事件（Serious Adverse Event）。严重不良事件包括从住院，到生命危险的体验，到死亡等情况。奥布莱恩别无选择，患者病情非常严重，有炎症并出现牙龈出血的情况。看到这一情况，哈姆迪立刻与奥布莱恩通了电话。他们仔细研究了患者的生命体征和症状。经过多次分析，哈姆迪和奥布莱恩都同意让患者继续服用药物。流血的牙龈似乎与患者的总体情况有关，而不是服用新药物的原因。

哈姆迪和奥布莱恩仔细观察了这位女性两个星期。

在此期间，她出院了。然后，在接下来的时间里，她待在医院的时间也少了很多。

又过了 14 天，泉收到了照片，显示使患者颈部变形的肿大淋巴结已经缩小到在她看起来是完全正常的程度。患者也不再需要输血，这意味着不需要用针管来增加她的红细胞和血小板。

这是一个戏剧性的反应。随着休斯敦天气变暖，患者感觉很好，甚至开始做园艺。

泉对自己说："这真的很了不起。"基于她在伊布替尼上的经验，她知道这种结果不是偶然。即使它是比法莫斯利医药公司药物有更低选择性的 BTK 抑制剂，该药物也产生了这种惊人的反应。一种兴奋和解脱的感觉油然而生。

像往常一样，哈姆迪打电话给罗斯鲍姆汇报情况。"它有效，"哈姆迪说，"效果是真实的。"对罗斯鲍姆来说，这一个患者的结果证明了药物的多样性不是关键。要让 BTK 抑制剂起作用，法莫斯利医药公司的非选择性疗法不是必要的。

罗斯鲍姆坐在曼哈顿公寓里，考虑下一步该怎么做。显然，亿珂没有什么秘诀。BTK 才是关键，他眼前的药物比世界上任何其他药物更有效地阻止了 BTK。他不需要像科学家那样等待更多的实证证据。这一个患者就足够了。

罗斯鲍姆给哈姆迪打电话，告诉他们需要做大。他想启动广泛的临床计划，包括在各种 B 细胞恶性肿瘤中进行药物试验。要尽可能多的血液癌案例。即使阿切塔没有商业权利，他也希望进行风湿性关节炎计划。他希望试验将 BTK 抑制剂与他从安进公司收购的药物结合起来。罗斯鲍姆希望哈姆迪雇用尽可能多的人。他想要整个世界。

"不要担心钱——你的情况特殊，你将拥有源源不断的资金支持，"罗斯鲍姆说，"我们需要赶上法莫斯利医药公司。"

第15章　兵不由将

　　罗斯鲍姆的说话声音越来越大。哈姆迪和萨尔瓦互相看了一眼。这是漫长的一天，当夜色降临到加利福尼亚州圣卡洛斯的阿切塔办公室时，哈姆迪和萨尔瓦都知道，他们不会很快离开。他们正在讨论一个病人试验的财务模型。即使罗斯鲍姆在约2000英里外的纽约，他的存在也是压倒性的。罗斯鲍姆指责哈姆迪和萨尔瓦犯了错误还互相掩盖，他的不满从扬声器中传出。

　　阿切塔的每个人都知道，如果不能完全解决罗斯鲍姆的问题、满足他的期望，他会非常愤怒。他的控制欲使他无法忍受他不知道或无法控制的事实、事件和时刻。哈姆迪和萨尔瓦都已经习惯了资本家苛刻的工作要求，从罗伯特到罗斯鲍姆。但罗斯鲍姆不同，因为他对生物技术的科学和商业更加了解。

　　萨尔瓦平静地忍受着罗斯鲍姆的怒气。罗斯鲍姆在风险项目上投入的巨额资金，比萨尔瓦可以想象的一辈子能赚的钱还要多。但哈姆迪对这种发作的情绪感到不满，他感到不舒服。当罗斯鲍姆继续尖叫时，萨尔瓦调低了扬声器音量。

　　罗斯鲍姆开始对阿切塔施加的控制越来越多。哈姆迪知道，每个业务里程碑都要与罗斯鲍姆同步，汇报每次突破、每个希望。但现在，随着项目羽翼渐丰，罗斯鲍姆的控制变得更加明显。荷兰和加利福尼亚州之间的地理距离变得无关紧要。阿切塔的科学家们相隔两地，但他们的运营牵头人居住在纽约。

事实上，罗斯鲍姆会在一周中的任何时间段从东海岸打电话给哈姆迪。在加利福尼亚州，哈姆迪唯一能确定手机不会震动的时间是凌晨 1 点到 3 点。每次对话都很有压力："你有约翰的消息了吗？""病人今天来做 CT 检查了吗？""你有新的数据结果吗？""你做预算了吗？"

泉也在阿切塔感受到了压力。罗斯鲍姆已经意识到了泉的一技之长，这可以帮助推动阿切塔的工作。在公司准备启动新一期临床试验时，罗斯鲍姆坚持只有泉才能撰写这些试验的方案，并在需要时由她来修改这些方案。在法莫斯利医药公司，泉推动了亿珂的早期临床开发，同样的事情也正在阿切塔发生。

罗斯鲍姆无法相信泉能够如此快速地撰写这些方案。她可以将药物开发临床试验与监管要求完美地结合起来。罗斯鲍姆发现她的工作成果非常引人入胜。泉写的方案是精美的科学故事。但是，对她工作的额外赞赏也带来了额外的审查。罗斯鲍姆会因为在文件中插入逗号的问题而指责泉。他关注大量的细节，这让员工经常觉得很难结束与他的对话。他会跟他们一直通电话，直到他满意为止，因为总是有更多的事情需要讨论。在一次深夜的电话中，在加利福尼亚州当地时间晚上 11 点左右，罗斯鲍姆突然不说话了。泉觉得很不寻常，直到她意识到他已经睡着了。

泉对压力并不陌生。她觉得病人的生死可能就取决于她的努力。她记得，一次在转机期间，她坐在机场酒吧里与旁边一个做服装设计的女士交谈。她说："当工作变得非常紧张时，我们总是说'冷静点，我们又不是在治疗癌症'。"那个女人说："但是你，你就是那个在治疗癌症的人！"这种紧迫感是泉每一次成功和失败的核心。

然而，在阿切塔，工作压力不可同日而语。罗斯鲍姆的强势风格和工作的强度开始对阿切塔团队产生了负面影响。哈姆迪有时感到绝望，而泉的丈夫开始担心她的健康。

尽管感受到工作压力，阿切塔团队正在取得进展。在奥布莱恩在休斯敦的暴风雪中招募了第一个患者后不久，俄亥俄州的拜尔德也加入了研发。罗斯鲍姆曾担心在亿珂获批后，医生们不会再参与另一个 BTK 抑制剂的试验。但拜尔德缓解了罗斯鲍姆的担忧并开始招募一批患者。纽约的弗曼也积极参与了阿切塔的临床试验计划。医生们不需要太多的推销说辞就可以让患者参与阿切塔的试验。即使对于享受医保的患者来说，伊布替尼药物需要个人支付的费用也非常高昂。参加阿切塔研究的患者可以免费获得其 BTK 抑制剂。也许更重要的是，拜尔德和其他医生看到了最初服用该药的 6 名患者的惊人反应。阿切塔的药物似乎有效。它将拯救病患的生命。

罗斯鲍姆让阿切塔为他设一个每周患者数据追踪器，以便他可以跟踪数据的变化情况。他不知道每个患者的名字，只知道他们在临床试验数据库中的分配编号。对于哈姆迪而言，这些数据应该只在经过成熟和适当的审核后才能传播。在哈姆迪看来，现场的科学家和临床医生应该与支持他们的资本之间有一道界线。

但阿切塔是一家私人公司，主要由罗斯鲍姆和他的对冲基金的朋友所拥有。像之前的罗伯特一样，罗斯鲍姆认为这家生物制药公司是他的公司，没有理由不能了解医学科研前线的每一条数据。他需要这些信息来为阿切塔做出明智的商业判断。

罗斯鲍姆开始全身心投入阿切塔。他从股票交易中抽身出来，集中精力处理公司事务。多年来，他一直是生物技术公司的观察者。现在，他首次深入参与其中。为了加速整个进程，他想确保阿切塔在各方面都能并行操作而不是按部就班地进行。从实验室的临床前工作到税务策略，罗斯鲍姆几乎参与了一切事务。有时，他的深度参与也带来了关键的决策。例如，罗斯鲍姆知道安进公司有权回购荷兰药物及其 PI3K delta 抑制剂的组合。但是在看到 BTK 抑制剂单一疗法的早期的强效结果，罗斯鲍姆想把这些松散的线头拴紧。他与安进公司协商，让阿切塔完全拥有这种组合的控制权。这花费了阿切塔 3000 万美元，但罗斯鲍姆认为拥有上涨空间的成本是值得的。

当罗斯鲍姆得知，阿切塔作为一个位于荷兰的公司，且有资格获得"荷兰创新盒"（Dutch Innovation Box）的认定时，便可以将企业所得税降至 5%，他又取得了一个重大成就。这一点在阿切塔差点被忽视了。该公司原计划是将其官方注册地迁往加利福尼亚州。当时，美国的制药公司都在急着与欧洲公司合并以获得此类税收优惠。罗斯鲍姆的坚持帮助阿切塔避免失去这个机会。

但在阿切塔也有一些问题是罗斯鲍姆无法解决的，这让他很烦恼。该公司的药物制造工作依赖于承包商，这遇到了很多问题，也导致罗斯鲍姆和荷兰的巴夫之间发生了冲突。巴夫是一个非常有才华的化学家，但他不是工艺化学家。巴夫没有足够的经验，无法满足阿切塔雄心勃勃的临床计划所需的制造工艺和质量控制。在这些试验中，BTK 抑制剂将会被日复一日地持续服用。它们需要被量产。

由于需要在数月甚至数年的时间里每天给患者服用药物，同时开展大量临床试验，这就为药物的供应带来了独特的挑战。巴夫非常注重成本，因此一直不愿意批量预订那些难以生产的原料，这导致了大规模生产的延迟，而外包制造商的生产过程出现的问题进一步加剧了这种情况。如果阿切塔不能为参与试验的患者提供药物，那么这些患者将被迫中止治疗。这样的结果可能会毁掉阿切塔在医学科研领域的声誉，让之前的努力付诸东流。作为后起之秀，这是他们不能容忍的挫折，特别是他们的竞争对手不仅领先，还在与一个巨头合作。

在给 BTK 抑制剂进行命名时，罗斯鲍姆将其命名为acalabrutinib（阿卡替尼）。名称中的 "cal" 代表 Calistoga（卡利斯托加医药公司）。罗斯鲍姆认为，法莫斯利医药公司和卡利斯托加医药公司所积累的专业知识成就了阿切塔，而他也曾支持卡利斯托加医药公司开发了早期 B 细胞受体慢淋药物艾德拉尼。罗斯鲍姆和哈姆迪聘请了几位前卡利斯托加医药公司员工，比如罗杰·乌尔里希（Roger Ulrich），由他担任首席科学官，也加入了阿切塔的董事会，以及戴夫·约翰逊（Dave Johnson），他是卡利斯托加医药公司的中级医务主管。随着麦克格雷维的加入，阿切塔与法莫斯利医药公司的联系不断增强，法莫斯利医药公司曾让麦克格雷维寒心。尽管罗斯鲍姆的缩写没有出现在阿切塔的公司名称中，但他的成功终将会得到认可。

===

在一个夏季的星期五晚上，罗斯鲍姆刚刚回到了他在库归的豪华别墅。在离开纽约回来的路上，哈姆迪打来了电话，这时罗斯鲍姆和家人已经在路上堵了 3 个小时。哈姆迪说："在阿切塔最初的临床试验中，他想停止继续加大阿卡替尼的剂量。"

这种药物的首次人体试验有一个剂量范围，研究的主要目的是评估药物的安全性。该计划旨在让临床医生更好地了解阿切塔的药物在剂量增加时对人体的影响。另一个明显的好处是可以观察其疗效。像大多数首次人体试验一样，目的是找到在最小的不良反应下，产生最大疗效的生物学最佳剂量。但在这个晚上，哈姆迪告诉罗斯鲍姆他想要停止剂量的试验，并且在最初的剂量上不再增加。他解释说，这种药物几乎完全阻断了 BTK，在超过 4 个小时的时间内，将其信号抑制了 90%，而且也获得了患者的反应数据。

"我不想在初次试验就让该新药冒险，"哈姆迪说，他又补充道，"在法莫斯利医药公司的经验表明，将 BTK 的信号阻断90% 就足够了。"

"哈姆迪先生，我们应该接近 100%，"罗斯鲍姆回应道，"我才不在乎法莫斯利医药公司呢。我们想阻断其信号超过 24 小时。"

哈姆迪变得焦虑起来，担心更高的剂量可能会引发患者的不良反应，并潜在地损害该药物的声誉。罗斯鲍姆不同意，指出该药物比亿珂更具选择性。也许完全阻断目标可以预防未来的疾病变异，或产生对该药物的抗药性。这种抗药性已经在亿珂中出现了，药物在一段时间的治疗后不再有效。也许将更高剂量的药物与另一种疗法结合使用，可以实现完全缓解或让癌症所有的症状消失，而不像亿珂，只会产生部分反应。

这场争论很像几年前在法莫斯利医药公司关于逐步增加亿珂剂量的分歧，当时罗伯特和哈姆迪拒绝听从罗斯鲍姆的建议逐步增加剂量。罗斯鲍姆再次担心，药物无法发挥最佳疗效。他深刻意识到，任何药效上的弱点都将与亿珂正面交锋。"哈姆迪先生，只有 6 个患者，"罗斯鲍姆说，"你不知道我们的药物有多安全。"

但罗斯鲍姆意识到，这场争论不是关于剂量的问题，而是关于权力的问题。哈姆迪的傲慢态度让罗斯鲍姆感到担忧。

"哈姆迪先生，你再跟我争论一次，我就立刻解雇你。"

罗斯鲍姆拥有阿切塔约 47% 的股份，因此哈姆迪无法挑战他。哈姆迪最终让步，并在经过专家委员会的审查后递增剂量。但这一事件不仅引起了哈姆迪的警惕，也引起了罗斯鲍姆的警惕。罗斯鲍姆意识到，哈姆迪同时担任首席执行官和首席医疗官可能存在问题。在罗斯鲍姆看来，哈姆迪在重要问题上既充当了法官又充当了陪审团。在哈姆迪看来，他一直被要求向罗斯鲍姆报告所有事情，这次电话感觉更像是在与公司的真正决策者进行对话。罗斯鲍姆突然发号施令，这让他很惊讶。

哈姆迪和罗斯鲍姆之间的小摩擦继续存在。春天的某个时候，哈姆迪提交了阿卡替尼早期临床前结果的摘要，希望参加美国癌症研究学会（American Association for Cancer Research）年会。罗斯鲍姆发飙了，在该药物显示出能超过亿珂的指标之前，他不想公布数据。"你不理解秘密研发的意思吗？"罗斯鲍姆问道。哈姆迪从会议撤回了摘要。

在另一个场合，在加利福尼亚州一个星期五的下午 4 点左右，哈姆迪开车带着家人去给他父亲庆祝 90 岁生日。他们带着蛋糕，希望在哈姆迪的父亲上床睡觉前庆祝一下。通常他在 6 点之后就休息了。他们还在车上的时候，电话响了。

"罗斯鲍姆先生，我的电话开了扬声器。我在开车去看我父亲的路上，今天是他的生日。"

"什么，你在加州不工作吗？现在是下午 4 点，你就下班了？"罗斯鲍姆说完后，突然挂断了电话。

项目事关重大，而罗斯鲍姆继续发现哈姆迪的不足。罗斯鲍姆经常在打电话给哈姆迪时听到他在划船或打网球。托马斯·图拉尔斯基会拿罗斯鲍姆的沮丧开玩笑。托马斯是代表埃德尔曼的知觉咨询基金在阿切塔的董事，他大部分时间都在处理与阿切塔有关的事务。"等一等，"当罗斯鲍姆给他打电话时，他会说，"我只需要完成这个发球。"

在某种程度上，这是势头汹汹的纽约对冲基金与加州生物制药高管之间的文化冲突。哈姆迪相信自己正在全力以赴地工作，而且对罗斯鲍姆要求他必须立即回复感到不满。他已经记不清每天罗斯鲍姆给他打了多少次电话。但罗斯鲍姆终归掌控着哈姆迪在阿切塔的命运。罗斯鲍姆的担忧是真实的，而且与日俱增。

2014 年，紧张的局势爆发成了一场争论。阿切塔即将在复发性套细胞淋巴瘤患者中推出小规模第二期临床研究。约翰逊是阿切塔聘用的前卡利斯托加医药公司医学事务主管，他希望将这个试验转化为一个大型的二期单臂注册试验，从而加快获得美国食品药品监督管理局的批准。他认为法莫斯利医药公司的获批为这样的做法留下了空间。

针对慢性淋巴细胞白血病，美国食品药品监督管理局在2014 年 7 月将亿珂的加速审批升级为普通和完整审批，适用于先前接受过治疗的慢淋患者。美国食品药品监督管理局还添加了一项审批，适用于具有 17p 染色体异常缺失的慢淋患者，这些患者之前从未接受过治疗。这两个美国食品药品监督管理局审批是基于第三期 RESONATE 试验的结果确认的。这意味着与亿珂同类的阿卡替尼对于治疗慢淋不符合获得加速批准的条件。阿切塔需要进行全面第三期随机试验才能在最常见的成人白血病中获得任何批准。

而对于滤泡性淋巴瘤，情况不同。虽然它已经在滤泡性淋巴瘤中开展了随机对照研究，但法莫斯利医药公司研发的治疗这种罕见血液癌的药物尚未能够获得完全审批。只要没有这样的审批，阿切塔就可以申请其 BTK 抑制剂在滤泡性淋巴瘤中的加速审批。约翰逊认为阿切塔可以完成一个快速的单臂研究，以此满足美国食品药品监督管理局的加速审批的标准。

哈姆迪不喜欢约翰逊的计划，也不想分散人力或资源来追求这一计划。他认为在大型滤泡性淋巴瘤研究中招募足够多的患者可能很困难，而且他担心法莫斯利医药公司已经领先太多了。美国食品药品监督管理局可能会在阿切塔积累足够的数据之前为亿珂在治疗滤泡性淋巴瘤中的应用授予法莫斯利医药公司完全审批。约翰逊在此期间飞往伦敦出差。当罗斯鲍姆打电话给约翰逊，了解他的近况时，他感到了约翰逊的不满。"有什么事困扰你吗？"罗斯鲍姆问道。

"如果你真的想知道，我们这时就应该针对套细胞淋巴瘤立即开始一次注册试验，"约翰逊回答道，"这是我们最快获得审批的机会。你可以继续用这种药物治疗所有的慢淋患者，但在完成第三期试验之前，这种药物都不会上市。"

罗斯鲍姆问约翰逊，他是否认为他们可以招募到足够多的患者。约翰逊向罗斯鲍姆保证，他们可以。罗斯鲍姆感到好奇，于是他组织了一个多人会议来讨论约翰逊的想法。在法莫斯利医药公司，哈姆迪在早些时候就推动过一项战略，让治疗套细胞淋巴瘤的亿珂获得了初步的加速审批。但这一次，哈姆迪认为这种策略过于冒险，浪费时间和其他资源。然而，在会议上，大家达成了一致意见，认为约翰逊的想法是正确的。

会议讨论结束后，罗斯鲍姆要求修改现有套细胞淋巴瘤研究的方案。他希望它符合美国食品药品监督管理局的注册要求，并增加到 120 名患者。一方面，如果这个策略不起作用，罗斯鲍姆觉得最糟糕的结果就是他会多花一些钱；另一方面，约翰逊可能是对的，这可能是最快将阿卡替尼推向市场的方法。

4 周后，罗斯鲍姆在半夜突然醒来。"该死的套细胞淋巴瘤修正案在哪里？"他问自己。罗斯鲍姆还没有看到这个重要的研究计划，他无法入睡。等到太阳在加利福尼亚州升起后，罗斯鲍姆打电话给泉。"你需要和哈姆迪核实一下。"泉闪烁其词。

罗斯鲍姆深呼吸，慢慢地说话。他命令泉在下周完成套细胞淋巴瘤研究的试验修正案。

"我是一个好士兵。"泉说。

===

詹姆斯·托珀（James Topper）听说了在阿切塔发生的冲突。作为弗雷泽医疗投资公司（Frazier Healthcare Partners）的合伙人，托珀曾是阿切塔的小型投资团队的支持者。他在卡利斯托加医药公司项目上与罗斯鲍姆一同成为投资者时认识了他。在经营私人公司方面，托珀拥有更丰富的经验。他在夏威夷度假时决定给罗斯鲍姆一些建议。

在太平洋海岸上的一条原始海滩上漫步时，托珀给罗斯鲍姆打了一个电话，建议他给管理层留出更多空间，让他们做好自己的工作。但对话并不顺利。

"我就是管理层，"罗斯鲍姆大声说，"我有三分之一的净资产在这家公司里。你投资的是你背后投资人的钱，如果搞砸了，对你没有关系，这不会改变你的生活。"

这次分歧在一定程度上是哲学层面的。两个人对待商业和投资的方式不同。托珀作为一个谨慎的私募股权投资者，经过多年的经验积累，他认为自己的角色是赋权和战略性地为他所支持的公司的管理团队提供建议。每天的战术决策由执行团队执行。

罗斯鲍姆并不这么认为。他告诉托珀，他们正在创造一个可能价值数十亿美元的药物。在参加临床试验的医生中，他们早期的个人印象是，阿卡替尼比亿珂具有更好的安全性，并且至少同样有效。这些医生正在以惊人的速度招募患者，这让阿切塔吓了一跳，一直无法为医疗机构提供足够的药物——这是罗斯鲍姆一直在抱怨的问题，他认为哈姆迪没有管理好。罗斯鲍姆接到电话时正走在曼哈顿的一条街上，他告诉托珀，阿切塔会让他富有。"走开！"罗斯鲍姆大声喊道，吓坏了附近的人们。

从与泉的谈话中，罗斯鲍姆认为哈姆迪有意埋葬了关于套细胞淋巴瘤研究方案的修正。他认为哈姆迪之所以这样做，是因为这种变化不是他所设想的。哈姆迪声称，他只是没有优先考虑这个问题。尽管如此，对罗斯鲍姆来说，这种拖延就是一种迹象。罗斯鲍姆认为哈姆迪不应再担任首席执行官和首席营销官。他单独打电话给了董事们。其中一些人想直接解雇哈姆迪。但罗斯鲍姆不想这样做。他认为，哈姆迪将阿切塔带到今天的位置，在这方面做得很好，而且他当然是公司的创始人之一。但有些事情需要改变。这也达成了普遍的共识，让哈姆迪卸任首席执行官，专注于担任首席营销官。

2014 年秋季，阿切塔的董事们与罗斯鲍姆的律师在曼哈顿办公室会面，讨论寻找哈姆迪的接班人。哈姆迪并不知道董事们正在讨论他的命运。罗斯鲍姆对约翰逊在套细胞淋巴瘤方面的主动性和战略思维印象深刻，并推荐他担任首席执行官。一些董事心存疑虑，因为约翰逊从未担任过公司领导人，建议可能需要找到一位经验丰富的公司领导者。

从公司外部寻找首席执行官需要 6 个月的时间，而找到熟悉 BTK 的人会很困难。罗斯鲍姆认为他们没有那么多时间。即使他们签署了保密协议，他当然也没有兴趣与外部候选人分享阿切塔的机密。阿切塔进入了一个至关重要的时期。

罗斯鲍姆已经准备好领导 A 轮融资的最后一部分，为阿切塔筹集另外 7500 万美元。罗斯鲍姆将支付其中的一半，这代表了更多的财务承诺。投资团队也已扩大，包括纽约的对冲基金和私募股权公司奥博资本。乔·埃德尔曼不仅将用其所持的知觉对冲基金进行投资，还会用个人资金进行投资。看到罗斯鲍姆投入了如此多的个人资金，这使其他投资者也有了信心。

董事们得出结论，从公司外部招募新的首席执行官可能会减缓阿切塔的发展势头。他们决定暂时任命约翰逊为首席执行官，并观察情况的发展。罗斯鲍姆将成为阿切塔的执行主席，直接监督约翰逊。其实他早就在履行一个执行主席的职责了。

当罗斯鲍姆召唤哈姆迪前往曼哈顿时，哈姆迪并没有想太多。他已不记得几年前走进罗伯特的办公室时的情形了。因为一样要去纽约，在与罗斯鲍姆会议的前后，哈姆迪安排了一系列的会议。两人在 57 街罗斯鲍姆的会议室见面了。当哈姆迪到达时，他看到托马斯·图拉尔斯基也在房间里。

"不合适。"罗斯鲍姆说。

罗斯鲍姆向哈姆迪介绍了董事会会议的情况，并告知他将被撤销首席执行官职位。从现在开始，罗斯鲍姆说，哈姆迪将专注于担任首席营销官。罗斯鲍姆还告诉哈姆迪，他将失去 100 万份阿切塔股票期权，这些期权是为了激励他担任首席执行官而设立的，目前还没有行权，这是他在阿切塔股权的一大部分。哈姆迪没有失去他在帮助创立该公司时获得的任何普通股。

哈姆迪瞬间开始流泪。这是他第二次失去一个重要的职位，并被剥夺了他所持有的公司的大量股权。然后他恢复了镇静，只能接受降职。另外的选择就是辞职。他记得被罗伯特开除后孤独和害怕的感觉。哈姆迪不想离开他帮助创立的公司，阿切塔中的 A 代表艾哈迈德·哈姆迪（Ahmed）。他不会轻易离开。

哈姆迪觉得罗斯鲍姆倾向于循环使用人员。在曼哈顿的街道上走出来时，哈姆迪认为轮到他了。

第 16 章

造富神话

　　罗斯鲍姆感觉自己被踢了一脚。他刚到位于圣卡洛斯的阿切塔的办公室，就收到了一封来自美国食品药品监督管理局的信，称美国监管机构拒绝了该公司为复发性慢性淋巴细胞白血病患者批准阿卡替尼的计划。罗斯鲍姆正在北加利福尼亚州参加 ASH 组织的血液癌年会，该会议于 2014 年 12 月在旧金山举行。他来到阿切塔的办公室，想检阅一下他的部队，但却被丢来一堆问题。

　　这封信打破了阿切塔之前一系列的成功。将近 50 名复发性慢淋患者已经服用阿卡替尼超过 6 个月，他们的癌症病情没有恶化。但现在，美国食品药品监督管理局告诉阿切塔，阿卡替尼在慢淋这一关键市场上审批将道路坎坷。每次阿切塔询问美国食品药品监督管理局是否批准其测试方案时，监管机构都说"不"。阿切塔告诉美国食品药品监督管理局，公司打算启动第三期随机注册试验，做阿卡替尼与单克隆抗体药物奥法木单抗的对照实验。这是法莫斯利医药公司 2014 年夏天获得亿珂全面监管审批的做法。数周来，阿切塔一直在准备运行试验，而且设立了几个医疗中心。

但是，美国食品药品监督管理局有其他想法。监管机构知道奥法木单抗在慢淋中的疗效不是很好，这是一个不好的对照组。例如，亿珂的疗效就比它要好得多。美国食品药品监督管理局的信告诉阿切塔，如果它想将阿卡替尼引入市场，就需要将其与另一种药物进行比较。

罗斯鲍姆迅速召集了阿切塔的临床开发团队负责人开会。汉迪、泉和新任首席执行官约翰逊都在场。刚刚在法莫斯利医药公司经历这一过程的麦克格雷维也被拉进来了。他们最大的担忧是美国食品药品监督管理局会强制阿切塔进行阿卡替尼与亿珂的头对头试验，这可能需要很长时间。在这样的试验中，可以客观地确定阿卡替尼是不是一款好药的证明就是它逆转癌症的能力。美国食品药品监督管理局希望看到与亿珂相比，阿卡替尼能让患者的状况显著改善，即使阿卡替尼能够证明这一点，这样的试验也可能需要花费数亿美元和很长的时间。亿珂在患者中遏制慢淋的能力已经被验证了多年。已经有一位患者服用该药 5 年了，还在继续。

阿切塔团队不知道该怎么办。他们进行了头脑风暴，想出了使用其他药物作为对照组的方案，但每个方案似乎都有重大的障碍或绊脚石。过了一会儿，罗斯鲍姆发现他的团队已经筋疲力尽了。阿切塔已经在旧金山市中心的 W 酒店预订了套房，罗斯鲍姆建议大家休息一下，晚上再重新聚会。

令所有人惊讶的是，罗斯鲍姆带着两瓶昂贵的龙舌兰酒来到酒店，并点了大量的食物。当每个人放松下来时，想法开始涌现。该团队整夜设计了一个复杂的、多方位的计划，以期获得阿卡替尼在慢淋中的监管审批。首先，他们进行了一个第三期临床试验，测试阿卡替尼在 500 名未经治疗的患者中作为一线疗法的效果。在三期临床试验中，第一组患者将单独服用阿卡替尼，第二组患者将联合单克隆抗体治疗，第三组患者将接受单克隆抗体加化疗。接下来，阿切塔团队为另一项第三期试验奠定了基础，即将阿卡替尼与对照组进行比较，参与医生可以在两种不同的联合疗法之间选择。

其目的是通过这两个试验在慢淋中获得监管审批，但罗斯鲍姆一如既往地在思考更大的问题。他们还制订了一个阿卡替尼与亿珂在复发性慢淋患者中进行头对头第三期试验的计划，旨在表明阿卡替尼是比法莫斯利医药公司的药物更安全的药物。这项研究的成本巨大，不仅因为它需要花费大量的时间，而且因为阿切塔需要获得亿珂胶囊。然而，与亿珂的头对头试验能够让阿卡替尼在市场上具有差异化的潜力，并能加冕成为真正的王者。

在公司战略制定完毕之前，罗斯鲍姆不会让任何人离开酒店套房。当该团队在 W 酒店重新设计他们的整个慢淋临床计划时，罗伯特正在城镇上会见投资银行家。他也在 ASH 会议期间忙碌了起来，正在酝酿的这场战斗里的赌注将继续升高。

===

2014 年 ASH 会议上的亿珂展台巨大，拱门高耸，大屏闪耀。这是在会议上没有人能忽视的展台，它向大家推销着血液专家们曾经见过的增长最快的药物。5 年前，罗伯特身穿毛皮大衣在新奥尔良 ASH 会议上出现，现在他已经成为该领域热门的首席执行官之一。法莫斯利医药公司即将在治疗巨球蛋白血症中获得亿珂的第三次美国食品药品监督管理局监管审批，这是为这种罕见癌症首次专门批准的治疗方法。

罗伯特在法莫斯利医药公司的巨大成功也包括他自己的天才咖啡馆（Café Genius）上，该咖啡馆位于桑尼维尔的法莫斯利医药公司办公室内。罗伯特早已超越了站在门店前分发饼干的阶段。但他懂得营销。当他的员工手里拿着他的品牌的咖啡杯休息时，这让他感到很满意。事实上，罗伯特刚刚为第一批法莫斯利医药公司患者峰会打开桑尼维尔的大门。对于这些患者，罗伯特就像一个摇滚明星，他们想和罗伯特拍照并拥抱他。一位名叫拉维恩·哈里斯（La Verne Harris）的患者展示了一幅巨大的绘画，描绘了她自被诊断为白血病以来的旅程。在画中，因为亿珂给了她第二次机会，她破碎的心再次飞翔。

回到 ASH 会议的第二天，罗伯特和赞加内与来自纽约精品投行森特尔维尤（Centerview Partners）的投资银行家会面。华尔街银行家告诉罗伯特和赞加内，多家制药公司表达了对收购法莫斯利医药公司及其单一药物亿珂的兴趣。罗伯特和银行家开始计划时间表和策略，让这些公司竞价。出售法莫斯利医药公司的时机已经来了。

罗伯特和赞加内还抽出时间在 ASH 会议上与大型制药公司阿斯利康的肿瘤业务发展负责人尼娜·莫哈斯（Nina Mojas）

会面。罗伯特和赞加内已经谈成了一项协议，将亿珂与阿斯利康的一种实验性治疗方法结合使用。这个想法至少在理论上增强了亿珂的市场潜力，开拓了其市场前景，而此时法莫斯利医药正被出售。

会议结束后的第二天，罗伯特和赞加内与更多的投资银行家会面，这次是来自摩根大通的。市场上对亿珂很有兴趣，罗伯特不再需要自己主动去敲别人的门了，他们都来找他了。罗伯特知道即将在旧金山举行的重要会议——摩根大通医疗健康大会，那里将有更多的制药公司渴望交易的高管会找他。罗伯特准备好了。他告诉法莫斯利医药公司的亿珂合作伙伴强生的高管，他将出售法莫斯利医药公司。罗伯特欠强生一次竞标的机会，而强生是最合适的候选人，因为强生已经拥有亿珂一半的股权。强生很快就加入了竞标。

在摩根大通医疗健康大会的第一天，罗伯特以推销员的方式出现在圣弗朗西斯威斯汀酒店。在他向参会者发表的演讲中，罗伯特注入了一些个人风格，将亿珂描述为一种"与身体和谐"的药物，这是他自己关于如何让身体自我修复的想法。然后他开始做生意。"我们在血液学领域取得的成功，我真的相信那只是开始。"他说。他指出，亿珂在 2014 年的最后 3 个月中产生了 1.85 亿美元的收入。在夏天，美国食品药品监督管理局已经全面批准了该药物用于复发性慢淋患者，并且还增加了对从未接受过治疗的 17p 基因异常患者的审批。罗伯特宣布，法莫斯利医药公司预测 2015 年亿珂的销售额将达到 10 亿美元，使该药物成为销售额过 10 亿的药物。他预测，他们也即将获得巨球蛋白血症的美国食品药品监督管理局审批，虽然 B 细胞癌症每年只会在大约 1500 名美国人中被诊断出来，但他预计这些患者将使用亿珂治疗 3~5 年。巨球蛋白血症相关的收入将是套细胞淋巴瘤的 3 倍。"虽然它在患者数量方面没有优势，但在治疗年限方面弥补了不足。"罗伯特宣称。

巨大的财务负担将使一些中产阶级患者陷入困境，即使那些有医疗保险的患者也是如此。虽然医疗保险和私人保险覆盖了大多数亿珂的巨额费用，但患者通常需要自掏腰包支付每年约 7000 美元的治疗费用。制药公司资助的非营利基金会也会帮助患者，但这种援助通常伴随着收入限制。每年能赚取 8 万美元或更多的患者通常不符合条件，他们不得不做出艰难的财务决策。一些人选择不服用亿珂，并选择完全由保险公司承担费用的治疗方法，如化疗。

尽管如此，亿珂确实有效。政府和制药公司的计划往往也能覆盖有经济压力的患者。在罗伯特的监督下，法莫斯利医药公司已经实施了 50 多项临床试验，为 5100 名患者提供了亿珂。公司首席执行官可以有底气地说，他的公司在 5 年内完成了常常需要生物制药公司 10 年甚至更长时间才能完成的事情。

在他的演讲中，罗伯特大力宣传了与强生的关系，强生与他们一起承担了高昂的开发成本，并在美国以外销售这种药物。罗伯特宣布了新的试验结果，之前未经受过治疗的慢淋患者服药效果良好，而且亿珂似乎也可以作为治疗其他疾病的药物，例如移植物抗宿主病，这种疾病有时会在骨髓或干细胞移植后发生。罗伯特进一步预测，亿珂最终将用于治疗类风湿性关节炎甚至实体瘤，这是法莫斯利医药公司已经开始与阿斯利康探索的领域。

在演讲后，罗伯特将这个脚本复述给了对法莫斯利医药公司感兴趣的制药公司的高管们。他的第一个会议是与强生公司的高管们谈判，但在接下来的几天会议中，罗伯特参加了一场精心策划的"舞蹈"，向其他执行团队重复了相同的谈话要点。同时，摩根大通的投资银行家们开始着手安排潜在买家和出售计划。他们最重要的电话之一是给芝加哥的艾伯维公司（AbbVie）打的。艾伯维首席执行官理查德·冈萨雷斯（Richard Gonzalez）一直是制药行业的一张"百搭牌"。多年来，当冈萨雷斯还在制药行业的岗位攀升时，他虚假宣称曾获得了休斯敦大学的生物化学学士学位和迈阿密大学的生物化学硕士学位。事实上，他在 20 世纪 70 年代早期就从休斯敦大学辍学了，且在迈阿密大学只待了 4 个月，他从未获得任何学位。

当这个谎言被揭穿时，冈萨雷斯已经成为雅培公司（Abbott Laboratories）一位重要且有才华的高管，在制药行业拥有数十年的经验。冈萨雷斯在芝加哥地区的公司度过了他职业生涯的大部分时间，从商业化、研发到制造业务，到最终担任首席运营官和总裁。

2007 年，冈萨雷斯被诊断患有喉癌并退休。当时的想法就是恢复健康、打打高尔夫球。癌症消失了，但是冈萨雷斯非常不快乐。"我的高尔夫球技很糟糕，我不想在高尔夫球场上花 4 个小时。"他后来说。2 年后，他回到了雅培公司，最初负责运营公司的风险投资组合。当他回来时，冈萨雷斯告诉公司，他的简历中关于学位的信息不准确，雅培公司在他的官方介绍中进行了更正。当《克雷恩芝加哥商业》(*Crain's Chicago Business*) 报道冈萨雷斯的资历时，雅培公司最初表示，由于内部管理问题，错误地在证券备案文件上填写了学位信息。

2013 年，专门从事医疗器械和营养品的雅培公司进行了分拆。该公司将其最大的处方药物剥离了出来，成立了一个名为艾伯维的新公司，而冈萨雷斯则被任命为首席执行官。他每年赚取超过 2000 万美元的年薪，眼前就面临一个重要的问题。艾伯维绝对依赖于修美乐（Humira），即阿达木单抗注射液（Adalimumab），这种抗炎药品用于治疗类风湿性关节炎、牛皮癣和其他疾病。这不仅是艾伯维最畅销的药物，而且很快就成了全球最畅销的药物。在 1 年内，它能带来近 200 亿美元的收入，相当于艾伯维总收入的 65%。但是修美乐很快就会失去专利保护，开始允许竞争对手生产廉价的仿制药，因此冈萨雷斯必须快速找到新的收入来源。

不同于大多数生物制药公司的首席执行官，冈萨雷斯在他的办公桌上有一台在华尔街很普及的研究工具——彭博终端。他是一位交易商，从纽约到旧金山的每一位投行家都知道，冈萨雷斯会争取一项大型收购。冈萨雷斯当时正在筹备的另一件大事是他与前《花花公子》(*Playboy*)杂志模特珍妮特·吉亚·波因顿(Chantel Gia Poynton)的婚礼,他们是在星巴克排队时认识的。

当冈萨雷斯插手参与收购法莫斯利医药公司的疯狂竞标时,没有人感到惊讶。他最初在 2015 年 1 月底与罗伯特和赞加内会面。除了强生和艾伯维,瑞士制药公司诺华和美国巨头辉瑞也表现出浓厚的兴趣。

到 2015 年 2 月初,罗伯特和赞加内已经开始与 4 家潜在买家的高管会面,每家公司都开始了全面的尽职调查,翻阅法莫斯利医药公司的账簿和记录。

华尔街在 2015 年 2 月底得知了交易的风声,当时彭博新闻报道称,法莫斯利医药公司正处于交易谈判中,估值在 170 亿到 180 亿美元之间。这则新闻报道使法莫斯利医药公司的股价飙升至 220 美元,该股票在年初的交易价格为 123 美元。法莫斯利医药公司的竞标战变得异常激烈。

回到硅谷,在 2015 年 3 月的第一个星期一,罗伯特和赞加内与最后三个竞标者代表会面。冈萨雷斯提出了最高报价,称艾伯维的董事会已授权该公司支付每股 250 美元。这是一个令人难以置信的报价,但罗伯特还没有做好接受它的准备。他知道自己现在有多大的权力,他能感受到面前竞标者的渴望和绝望。罗伯特让强生、辉瑞和艾伯维互相竞争(诺华已退出了),并认为他们可以得到更高的报价。在法莫斯利医药公司其他董事的支持下,罗伯特在第二天回到竞标公司,要求看到最后一轮的提议，包括他们最好的和最终的报价。在下午早些时候，冈萨雷斯再次提高报价，提出每股 261.25 美元的报价，其中 58% 为现金，其余为艾伯维股票。第二名最接近的报价是每股 250 美元。罗伯特高兴极了，立即召开了法莫斯利医药公司的董事会会议。董事们决定接受艾伯维的交易。

冈萨雷斯和罗伯特达成的交易震惊了华尔街，并为生物技术行业的成功设定了新的纪录。艾伯维同意以 210 亿美元收购法莫斯利医药及其唯一的药物亿珂。

这几乎是不可想象的，因为实际上，艾伯维仅购买了该药物专利权的一半。强生仍然拥有亿珂利润的 50%。帕布罗·勒戈雷塔的药品特许权投资公司也保留了他从塞雷拉基因组公司购买的亿珂收入的一小部分。

华尔街有些人认为冈萨雷斯已经陷入了绝望。市场上并没有太多可以取代修美乐的药物在售，像修美乐一样成为世界上最畅销的药品之一。蒙特利尔银行（Bank of Montreal）的亚历克斯·阿尔法伊（Alex Arfaei）撰写了一份报告，提出艾伯维"可能支付了过高的价格"。其他分析师将此价格标签描述为"惊人的"和"天文数字"。《纽约时报》发表了一篇题为"为什么艾伯维可能支付了过高的价格"的文章，并得出结论："很难看到艾伯维能从这笔交易中获得好处。"

考虑到与强生的利润分成，这一交易将一种单一药物——亿珂的估值炒到了超过 420 亿美元。这意味着亿珂的价值超过了加纳、约旦和玻利维亚等国家的国内生产总值。在值面上，这种药物现在的价值几乎与南旧金山的基础生物技术公司基因泰克公司的价值相当，该公司几年前以 470 亿美元被罗氏收购。

不过，对于像冈萨雷斯这样的大型制药公司的首席执行官来说，重要的是亿珂将在未来几年显著增加艾伯维的收益，这是股票市场投资者评估公司的主要指标。他不需要从 210 亿美元的投资中获得可观的回报（如未来从亿珂销售中获得 300 亿美元的收益），才能使交易成功。只要该药物在财务上表现合理，并且艾伯维不必在财报上减记这笔投资，购买亿珂的 50% 股份就可能是值得的。像艾伯维这样的大型制药公司更愿意为一种完全获得批准且确定性较高的药物（在行业术语中为"去风险 de-risked"）支付高价，而不是投资可能会失败的实验性药物。

然而，在一次在线采访中，一位受欢迎的生物科技专栏作家亚当·费尔斯坦（Adam Feuerstein）表示，该交易表明生物技术行业的狂欢可能已经持续太久了。"你可能已经去过酒吧，你度过了愉快的时光，喝了几杯，时间已经很晚了，你可能应该回家了，但是你的朋友对你说'嘿，我们再喝一杯，让聚会继续下去吧'，"费尔斯坦以此进行了类比，"对于生物技术行业，今天的这笔交易就像那杯额外的饮料一样。"

整个组织中有很多大赢家。赞加内的法莫斯利医药公司股份，主要由授予他的股票期权和激励组成，基于 75 美分每股的期权行权价格，这些股份的价值达 2 亿美元。菲利克斯和朱利安·贝克用贝克兄弟公司大量购买了该公司的股票，现在持有的股票价值 24 亿美元。贝克兄弟花费了约 1 亿美元购买该头寸，这也助推了他们对冲基金的增长，使其成了华尔街的巨头。菲利克斯和朱利安·贝克正在成为亿万富翁。帮助强生成为亿珂合作伙伴的强生高管的彼得·莱博维茨和保罗·斯托弗斯看起来很聪明。这个决定不仅助推了他们的职业生涯，也帮助了其他参与者。强生的杨森制药部门以 10 亿美元购买了亿珂的一半股份，现在法莫斯利医药公司的收购使他们持有的股票价值约 210 亿美元。

那些被排除在外并被遗忘的人，他们在法莫斯利医药公司获得的经济回报较少。像米勒和哈姆迪，他们现在只是企业历史上出现的名字。

随着公司最后一次大规模出售的完成，哈姆迪因失去未获得的股票和出售曾拥有的股票而错失的财富有了一个明确的数字：8600 万美元。

通过出售大部分法莫斯利医药公司股份，罗斯鲍姆错失了 7 亿美元。

在亿珂创造和错失的财富将成为许多人的痛点，他们在其中发挥了作用，但未从中获得经济利益——无论多少。塞雷拉基因组公司早期的化学家们会对一个完全让他们没有分得任何利益的系统感到困惑。曾在意大利进行亿珂试验的医生们会对他们的劳动为他人创造的财富感到愤怒。他们从未期待参与亿珂还有可能获得财务自由，他们仅仅为了患者和对医学的热情而投入。但是，老实说，他们从未预料到他们帮助创造的一种药物可能价值 420 亿美元。激励的分配方式对于这些被遗忘的人来说似乎是有问题的。

在宣布交易的那天，冈萨雷斯在与投资者的电话会议上为高昂的收购价格进行了辩护。他估计，亿珂最终将为艾伯维带来 75 亿美元的年收入，并表示法莫斯利医药公司的竞标过程异常激烈，竞标价都略低于艾伯维的价格。

"我经历过很多这样的事情，我会说这可能是我看过的竞争最激烈的一次，"冈萨雷斯说，"有多家公司进行了多轮的竞标。三家公司一直竞争到最后，互相竞标，最终我们赢了。"

在桑尼维尔公告交易的早晨，罗伯特在当地一家酒店的宴会厅聚集了法莫斯利医药公司的员工，并为他们提供了早餐和咖啡。罗伯特感谢每个人为实现这一天所做的一切。大家都很兴奋。随着法莫斯利医药公司的股价上升到每股 261.25 美元，许多人正在计算他们的股票期权价值。

结果他们还有另一个原因留下来。作为与艾伯维谈判交易的一部分，罗伯特承诺在过渡期间尽可能保留法莫斯利医药公司的员工。站在员工面前，罗伯特承诺，留下来的员工将有机会获得他赠送的全新特斯拉 Model S，就像他开的那辆汽车一样。获胜者的名字将随机抽取，幸运儿将得到一辆新的豪华车。

罗伯特负担这个成本。在新一代的百万富翁中，他是最大的赢家。他之前甚至从未在生物制药行业工作过。在过去 9 年里，罗伯特把价值 5000 万美元的财富押在了这家制药公司上，而这家公司最初试图开发针对夺去他儿子生命的癌症的药物。

交易完成后，罗伯特获得了初始投资的 70 倍回报。

不论在哪个行业，35 亿美元的收益都使他对法莫斯利医药公司的下注成了华尔街伟大的交易之一。

第 17 章　旋风行动

　　在阿切塔，戴夫·约翰逊正在快速学习如何管理一家公司。此前他从未担任过高管，更不用说首席执行官了。他在印第安纳和威斯康星州长大，在印第安纳大学（Indiana University）学习经济学和化学，然后找到一个在生物制药行业做销售的工作。他没有医学博士或其他博士学位，但约翰逊个性随和，通过努力工作，他挤进了临床开发领域。现在他是阿切塔的代理首席执行官，接替哈姆迪。他很感激罗斯鲍姆给了他这个机会，但约翰逊知道自己需要帮助。

　　阿切塔的动荡在不断加剧，有时这种混乱的程度甚至超出了大部分生物技术初创企业。让约翰逊夜不能寐的是公司无法维持药物的供应。用约翰逊的说法就是，公司正试图在飓风中穿过针眼。到目前为止，这种不稳定的局面得到了控制，但是任何意外的小问题都可能使药品供应问题爆发。

　　公司已增长到近 150 人的规模，为了容纳那么多人，公司还需要在硅谷找一个新的办公场地。在圣卡洛斯时，每个办公室或隔间最多时挤了 4 个人。阿切塔将其主要办公室场所沿着101 号公路向上搬了 4 英里，搬到了红木城（Redwood City）的一个更大的空间，靠近软件巨头甲骨文总部的圆柱形建筑。在罗斯鲍姆的积极计划下，公司启动了所有试验，泉不确定，阿切塔是否能够如监管机构所要求的那样充分监督每个试验。

毋庸置疑，法莫斯利医药公司已经取得了巨大的成功。罗斯鲍姆继续对团队施压。罗斯鲍姆严厉的要求令人不知所措。他周围的人每天都会收到一连串的电子邮件和电话轰炸。和其他人一样，约翰逊发现很难结束与罗斯鲍姆的电话。有时他会将手机静音，这样，当老板在电话另一端咆哮着表达他的失望时，他也可以完成自己的工作。

约翰逊最聪明的一步棋可能就是雇用了玛丽亚·法迪斯。她最初是由罗伯特招进公司的，她一直负责法莫斯利医药公司的临床运营，但她在艾伯维收购公司之前离开了。与几乎任何人相比，法迪斯都更清楚市场需要一种不良反应更少的 BTK 抑制剂。她清楚地记得，在法莫斯利医药公司总部的患者峰会上，许多患者手背上带有瘀伤，这是亿珂不良反应的特征。

在法莫斯利医药公司，法迪斯因为异常的强硬和勤奋而赢得了声誉，她会确保事情得到解决。法迪斯说，她会更加努力，因为患者是她最优先考虑的。其他人则将其努力归因于个人的野心。无论如何，约翰逊聘请法迪斯担任阿切塔的首席运营官，因为她可以推动事情落地。另一位法莫斯利医药公司的逃亡者将融入公司。然而，一开始，罗斯鲍姆担心法迪斯可能是法莫斯利医药公司派来破坏阿切塔进展的秘密特工。但是法迪斯的能力和不废话的作风很快赢得了罗斯鲍姆的信任。

一些阿切塔员工对这次招聘感到不满。一些在法莫斯利医药公司与法迪斯一起工作过的人不想再次面对她苛求的风格。但是法迪斯立即带来了改变。她优化了阿切塔的预测流程，使公司能够更好地预测将在各种试验中招募多少患者，夯实了整个临床计划。与麦克格雷维一起，法迪斯还在套细胞淋巴瘤试验中倾注了"火箭燃料"——她帮助招募了大量患者。

===

站在美国癌症研究协会年会上阿切塔的海报摘要前，罗斯鲍姆看起来像是罗马禁卫军（Praetorian Guard）而不是生物技术公司的主席。罗斯鲍姆的体型健美，他的姿势令人印象深刻，他保持专注和警觉，仔细观察着任何接近他的人。L 形的宾夕法尼亚会展中心（Pennsylvania Convention Center）位于费城市中心的四个街区，吸引了 18500 名医生、科学家、临床医生和投资者，讨论癌症科学的进展。罗斯鲍姆认为是时候透露一点点数据，让这个行业尝一尝阿卡替尼的味道了。他非常小心。罗斯鲍姆在海报前放置了一张写着"不允许拍照"的标牌。

罗斯鲍姆的担心是正确的。在海报展示期间，罗斯鲍姆发现两名参会者潜伏在附近。他们在外套里藏着照相机，试图偷偷拍下阿切塔的展板。对罗斯鲍姆来说，这很业余。

还有其他很多没有带隐藏照相机的医生和行业专业人士前来参观了展板。其中一个人是克里斯·谢尔顿（Chris Sheldon）。谢尔顿在英瑞制药集团阿斯利康工作，负责评估生物技术行业中的肿瘤学进展，并寻找潜在合作伙伴。聊了一会儿并交换了名片后，谢尔顿想要罗斯鲍姆发送更详细的演示文稿，继续跟进他们的会议。罗斯鲍姆告诉他："我不会给你任何东西。"

尽管罗斯鲍姆不太愿意与外界接触，制药公司很快开始注意到了阿切塔。这家小公司非常活跃。泉一周工作 7 天，不断推出研究方案，公司启动了 20 多项临床试验。这些研究已经出现在由美国国立卫生研究院（National Institutes of Health）维护的公共注册信息中，并引起了一些制药研究人员的关注。他们想知道这个正式总部位于荷兰的鲜为人知的公司正在做什么。

除了慢淋的第三期临床试验，还有一些研究测试了该药物在血液癌（如滤泡性淋巴瘤和巨球蛋白血症）和实体瘤（如卵巢、头颈和膀胱癌）中的应用。对于实体瘤，罗斯鲍姆有一个理论，即要将 BTK 抑制剂与可瑞达（Keytruda）结合使用，它是默克公司的畅销药物，与阿卡替尼发源于同一幢的荷兰建筑物。还有关于类风湿性关节炎的试验。泉甚至已经撰写了一份针对胶质母细胞瘤患者的试验方案，罗伯特的儿子德米安就是死于这种疾病。法迪斯、麦克格雷维和泉还去了马里兰州白橡树，向美国食品药品监督管理局推销了其认为推动慢淋药物获得监管审批的临床研究。

罗斯鲍姆为此全力以赴。他资助了所有这些活动，并继续投入资源追求成功。罗斯鲍姆翻遍了每一块石头，不愿错过任何临床试验中潜藏的机会。该公司计划在 2015 年花费 1.8 亿美元。阿切塔的支出变得如此迅速，以至于该公司在 2015 年春季几乎用尽了所有资金。有一次，戴夫·约翰逊给罗斯鲍姆打电话，告诉他公司剩下的现金只够度过 6 周了。罗斯鲍姆对公司无法准确做预算而感到愤怒。几周前他曾被告知阿切塔有足够的现金度过今年。而现在却几乎破产了。罗斯鲍姆不得不加快阿切塔下一轮融资的步伐，这轮融资原计划在夏末进行。在不到 3 周的时间里，罗斯鲍姆完成了这项任务，为阿切塔筹集了 3.75 亿美元。

投资者中包括一些新面孔，如纽约对冲基金亿万富翁约翰·保尔森（John Paulson），来自安进公司的投资，以及一些投资基金，如生命科学投资机构 VenBio 管理的一项基金，同时也包括最初投资阿切塔的机构。这将阿切塔从成立至今募集的金额增加到 5 亿美元。罗斯鲍姆仍然是最大的单一投资者和股东，他投入了 8000 万美元的个人资金，相当于他全部身家的三分之一。

资金最大的用途之一是慢淋中的初期阿卡替尼试验。拜尔德和其他参与的医生一直在招募大量的患者。该研究已于 2015 年 3 月扩大到 440 名患者，其中包括从未接受过治疗并作为一线治疗接受阿卡替尼的患者。在新增的试验中，患者每天服用两次阿卡替尼，而不是之前的一次。这被称为 b.i.d. 剂量，这是拉丁语 "bis in die" 的缩写，意思是一天两次。

罗斯鲍姆确立了每天两次的剂量。他认为 b.i.d. 剂量将进一步阻断 BTK，用以潜在区分阿卡替尼与其最大的竞争对手亿珂。该试验的首席研究员拜尔德认为罗斯鲍姆希望对 BTK 施加更大的压力是明智的，并同意该药物的短半衰期和选择性也允许这样做。这个理论无法在临床前研究中得到验证。但拜尔德认同这一推论，即阻断目标更长的时间可能与更好的结果相关。约翰逊担心患者可能会忘记每天服用药物两次，但他愿意尝试。

由于慢淋患者服用阿卡替尼的反应率非常高，早期迹象看起来非常有希望。对于医学家（如拜尔德）来说，显而易见的是，相比亿珂，患者对阿卡替尼耐受表现更好。患者没有经历与心血管（如房颤）相关的不良反应，这在一定程度上与服用亿珂有关，他们已经开始称阿卡替尼为"糖丸"。

并非每个人都对阿卡替尼的进展感到满意。强生公司和艾伯维公司的高管担心阿卡替尼会与他们利润丰厚的畅销药物亿珂进行头对头的试验。在美国，专业的药房公司通常会为临床试验提供药品，但是，他们拒绝向阿切塔销售亿珂胶囊，一些人怀疑这是受到了艾伯维公司和强生公司的影响。

起初，约翰逊打电话给强生公司的彼得·莱博维茨，就获取亿珂的供应进行了良好的交谈。但每当阿切塔直接向艾伯维公司和强生公司索要亿珂胶囊时，这些大公司总会要求他提供更多有关阿切塔临床试验的安排计划。有一次，制药公司要求看到头对头试验方案的未经削减的版本，阿切塔拒绝了，认为这种专有信息一般是不能共享的。

最后，约翰逊于 2015 年 7 月写了一封信给强生公司的杨森制药部门和艾伯维公司的法莫斯利医药公司。泉组织了信中大部分的语言，指责这些公司偏离了"在制药行业中提供获批药品，供临床试验的合作惯例，本质上拒绝提供亿珂"。

强生公司和艾伯维公司回信道，否认他们拒绝向阿切塔提供亿珂，但仍然坚持要看到完整的方案，并要求阿切塔在提供他们的药物之前对方案进行更改。代表这两家公司的两位高管写道："法莫斯利医药公司和杨森制药公司愿意为符合我们要求（即推进患者护理，设计有科学严谨性和患者安全性的临床研究）的方案出售 ibrutinib。"

最终，法迪斯想出了解决方案，即让阿切塔直接从欧洲的合作机构购买亿珂胶囊，这里的亿珂供应较少，受到严格控制。法迪斯知道要利用哪些合作网络。但阿切塔不得不以在市场上批发药物的高价购买亿珂，不能像阿切塔所希望的那样，以低得多的生产成本购买。

亿珂和阿卡替尼背后公司之间的竞争变得激烈起来。

===

对一些人来说，帕斯卡尔·索里奥（Pascal Soriot）接手的是一项自杀性的任务。2012 年，当 53 岁的索里奥成为阿斯利康公司的首席执行官时，该公司已经失去增长目标。这家公司是在 1999 年由瑞典阿斯特公司（Astra）和英国捷利康公司（Zeneca）合并而成的，面临着关键药物专利期的到期和开发管线混乱的挑战。为解决这个问题，管理层采取了短视的路线，将资金投向回购股票，而不是追求新的科学。索里奥出人意料地接任了公司的高层。但索里奥有一个将阿斯利康转向创新业务的愿景，特别是在癌症药物方面。他的目标之一是构建血液学特许经营权。

索里奥是一位税务专员的儿子，他在巴黎北部拥挤的高层建筑群中长大，这些区域时有发生帮派斗殴的事件。由于帮派斗殴，索里奥也学会了在当地领土争夺战斗中用拳头打架。他通过对马的热爱找到了一种逃避方式，并成了一名兽医。当索里奥 20 岁时，他的父亲死于心脏病，索里奥支撑了他的母亲和三个年幼的兄弟三年的生活。随后，他在巴黎高等商学院（HEC Paris）获得了工商管理硕士学位，并加入了法国制药公司罗素·优克福（Roussel Uclaf）。工作原因索里奥到了澳大利亚，他将其视为自己的家。索里奥摆脱了一切曾经混迹街头的痕迹，带着法国口音轻声说话，穿着昂贵的外套，头发剪短，精心梳理。

索里奥花了数十年时间在制药行业攀登，其间，他在日本和美国待过，一直到入职罗氏公司（Roche），他成了这家受人尊敬的瑞士制药集团的市场营销主管。在他入职的几年之后，即 2009 年，罗氏斥资 470 亿美元收购了位于南旧金山的基础生物技术公司基因泰克公司。索里奥被任命为基因泰克公司的首席执行官，并负责将这家富有创业精神的北加州公司与其更加保守的瑞士新家长融合在一起，他的主要工作之一是：让保持创业精神的基因泰克公司员工在罗氏保守的文化中感到满意。索里奥表现出色，成为罗氏制药部门的首席运营官。之后他离职去英国加盟了阿斯利康。刚到那里，他就面临着抵御辉瑞 1180 亿美元的收购举措，维护阿斯利康独立经营的权力。

索里奥是一个强大的战略思想家，愿意冒险，他的成功建立在他愿意亲自破除官僚的做法。对于任何项目，他都会先认识最底层的员工，并打电话给他们以了解实际情况。在阿斯利康，每个人都认识索里奥，大家都想为他取得更好的业绩。公司血液学战壕中的人是克里斯·谢尔顿，他在费城首次遇见了罗斯鲍姆。

对在制药公司工作的数万人来说，一个项目除非有内部的高级管理人员背书，否则在这些机构没法推动任何事情。在索里奥的支持下，谢尔顿和他的上级尼娜·莫哈斯得到了支持。莫哈斯对 BTK 抑制剂的潜力非常了解，一年前，她与罗伯特和赞加内合作，探索亿珂在实体瘤中的潜力。莫哈斯和谢尔顿研究了阿卡替尼，并得出结论，这是早期开发中最重要的血液学资产之一，值得收购。他们与阿切塔签订了保密协议，以此获取罗斯鲍姆的一些数据，并通过向他展示世界上最无聊的图片来推动他们的案子，该图片包含一个简单的、平坦的水平线。但这条线代表了阿卡替尼的患者能够阻止慢性淋巴细胞白血病的时间。索里奥与公司的核心研究人员如约翰·拜尔德和苏珊·奥布莱恩等交谈，他们向索里奥报告说，阿卡替尼没有引起像亿珂造成的不良反应，使一些患者不得不停止服用药物。正如他经常做的那样，索里奥想知道药物的绝对上涨空间，而不是最坏情况。莫哈斯和谢尔顿计算出该药物每年可能产生多达 50 亿美元的收入。

如果罗斯鲍姆决定出售阿切塔，起初，他并没有把谢尔顿和莫哈斯看作有力的竞标者。这位投资者得到了其他制药公司的认真关注。将近一年前，在曼哈顿中城的本杰明牛排馆（Midtown Manhattan's Benjamin Steakhouse）的午餐上，默克公司的高管们提出了以将近 10 亿美元的价格购买阿切塔的想法。罗斯鲍姆对此不以为意，他告诉他们，作为阿切塔的最大股东，他不怕冒险。他们应该将药物视为已经被证明有效并获得监管机构的审批，再评估其价值。罗斯鲍姆声振屋瓦。他有资本，并且这是千载难逢的机会。如果默克想要收购他，他们必须愿意为罗斯鲍姆承担监管和临床试验风险支付溢价。不过这很快就清楚了，默克公司的高管无法给出更高的价格了。毕竟，两年前他们出售了阿卡替尼，那时售价为 1000 美元。以 10 亿美元的价格买回它实际上意味着他们已经支付了 100 万倍的溢价。支付比这还多的费用很难向公司董事会解释清楚。

罗斯鲍姆还与辉瑞进行了讨论。这家美国制药巨头曾考虑与阿切塔合作开发阿卡替尼，但谈判并不顺利。有一次，罗斯鲍姆发现自己进了辉瑞位于曼哈顿总部的"作战室"里。会议室阻断了所有无线通信，无法使用手机。它也没有可以插入罗斯鲍姆的阿切塔计算机的苹果数据线。罗斯鲍姆提前将演示文稿放在了一个小型闪存盘上，并使用辉瑞高管的计算机，用该计算机连接到会议室的投影仪。在演示期间，辉瑞高管的计算机开始接收弹出在大屏幕上的电子邮件。这些电子邮件清楚地表明，辉瑞也在一直与德国的默克雪兰诺（Merck Serono）（不要与默克公司混淆）谈判开发另一种 BTK 抑制剂。罗斯鲍姆后来取消了与辉瑞高管的晚餐，这个晚餐已经在日历上排了几周，因为他的儿子在长岛的棒球天堂综合体（Baseball Heaven Complex）比赛。最终，罗斯鲍姆表示对合作并不感兴趣，他传达了明确的信息。

2015 年 8 月底，罗斯鲍姆驱车前往纽约库珀斯敦（Cooperstown），他儿子所在的棒球队将在国家棒球名人堂（National Baseball Hall of Fame）附近参加锦标赛。他接到了阿斯利康公司谢尔顿的电话：索里奥将在劳工节周末到曼哈顿。罗斯鲍姆有时间开会吗？

在 2015 年 9 月的第一个星期五，罗斯鲍姆和索里奥在曼哈顿中城帕克默里迪恩酒店（Parker Meridien Hotel）华丽的中世纪咖啡厅会面。下午 2 点左右，他们坐在大型扶手椅上，开始喝放在矮脚桌上的浓缩咖啡。原来，索里奥并不是顺便在劳工节周末来到纽约开会的。他是专程飞来参加这次会议的。两人喝着咖啡，聊了几个小时。

索里奥与罗斯鲍姆分享了他在巴黎郊区的早年生活，以及成为一名兽医的经历。罗斯鲍姆告诉索里奥他是如何用阿卡替尼治疗了他的迷你短毛猎犬辛巴（Simba）的。辛巴患有头颈癌，阿卡替尼已经持续一年改善了它的病情。罗斯鲍姆还描述了他是如何最终进入华尔街的。在谈论阿卡替尼时，罗斯鲍姆向索里奥重申了他向默克高管表示的愿意冒险的态度。他随后向索里奥介绍了阿切塔的战略，以及阿卡替尼与亿珂的差异。罗斯鲍姆承认阿切塔即将到达一个需要投资销售团队并开始考虑商业化的拐点，但他并未关闭交易的大门。

离开纽约时，索里奥知道要从罗斯鲍姆手中收购阿卡替尼就需要一个高额的报价。索里奥认识到，罗斯鲍姆是一个有着对冲基金背景、雄心勃勃的人，他的推销手法并不隐晦。这可能会让一些人产生怀疑。但索里奥的印象是，罗斯鲍姆是一个可以信任的人。

会议进行得非常顺利。在接下来的几天里，罗斯鲍姆继续与阿斯利康的克里斯·谢尔顿保持着联系。罗斯鲍姆和谢尔顿互相认识了一下，谢尔顿也了解到了罗斯鲍姆大量的路易斯·蒂芙尼（Louis Tiffany）彩色玻璃灯藏品。在随后的电话中，谢尔顿告诉罗斯鲍姆他可以期待很快收到一封信。"你可以买你想要的所有的灯。"谢尔顿说。

在 2015 年 9 月的最后一个星期五，罗斯鲍姆在他的曼哈顿公寓里收到了索里奥的一封电子邮件和附带的一封信。罗斯鲍姆开始在手机上阅读这封信。

当罗斯鲍姆看到信件的第二页时，令他惊掉下巴，他的手开始颤抖，然后他跌倒在地上。

"我们建议以 70 亿美元的单笔前期付款收购阿切塔。"索里奥写道。

===

泉看着罗斯鲍姆，敦促他接受阿斯利康的交易。她对此非常坚决。泉已经无法继续承受这样艰苦的工作了，并且在很多方面，阿切塔已经开始散了。罗斯鲍姆知道泉是对的，而他自己也有生以来第一次醒来时胃部出现压力性疼痛。

罗斯鲍姆和托马斯·图拉尔斯基飞到加利福尼亚北部，与阿切塔的高级管理人员会面，看看他们是否准备好出售。如果管理团队想继续，罗斯鲍姆准备支持他们。他会见了戴夫·约翰逊、玛丽亚·法迪斯、杰西·麦克格雷维。他们都想出售公司。

他们已经尽了一切努力，将阿卡替尼推向了这一步。这种药物正在进行第三期的注册试验，可能会在两种血液癌中获得美国食品药品监督管理局批准，并与亿珂进行头对头的研究。亿珂是第一个在两年前获得批准的 BTK 抑制剂。

药物生产问题仍然难以解决。让阿切塔单独实现商业化并不吸引他们中的任何一个人。约翰逊将阿切塔比作在急速行驶的同时制造汽车。他坚信阿卡替尼将是 BTK 抑制剂赛道最强大的竞争者。唯一让他感到担忧的药物是小野药品工业的 BTK 抑制剂，但这家日本公司已经将其药物授权给了加利福尼亚州的大型生物技术公司吉利德，其发展已经完全走样了。

"你在开玩笑吧？"法迪斯说，"这根本不是问题。"法迪斯很快就成了罗斯鲍姆倾听并信任的高管。她一次次交付结果的能力用一种令人信服的方式建立起了团队的信心。至于她自己，法迪斯学会了如何管理罗斯鲍姆。她欣赏罗斯鲍姆做出决策的能力，并知道如何与这样一个强大的人物合作。一次，在长时间地接听了罗斯鲍姆的电话后，法迪斯直接起身离开了她的办公室参加下一次会议。罗斯鲍姆继续在扩音器里大声抱怨，他的声音穿过阿切塔办公室的薄墙。在这个问题上，当涉及眼前的重要拐点时，她不会离开房间假装没有听到。法迪斯说，雇用 200 人启动一项与艾伯维和强生竞争的商业化计划将会摧毁阿切塔。

唯一对交易有保留意见的高级员工是哈姆迪。他与罗斯鲍姆的谈话非常紧张。他们之间的关系恶化了，罗斯鲍姆将更多的职责从哈姆迪那里撤回，并将其交给了麦克格雷维。亿珂实际上是以 420 亿美元的估值售出的，哈姆迪经常是对风险更谨慎或更保守的人物之一，他认为阿切塔的报价可能太低了。阿切塔的第二大股东、对冲基金经理乔·埃德尔曼也想过同样的问题。尽管这两个人都向罗斯鲍姆表达了他们对交易的疑虑，但最终都支持罗斯鲍姆的观点。

交易还存在着诸多变数。阿斯利康公司的报价是非约束性的，取决于尽职调查的结果，要查验一切是否符合要求，而且还有一些问题罗斯鲍姆必须解决。一支小的阿斯利康小队空降到阿切塔在加利福尼亚州红木城的办公室，调查其数据和文件，罗斯鲍姆希望确保阿斯利康公司派遣的人员心情良好。他在办公室外组织了一队黑色运动型实用汽车，随时待命接送他们，并要求约翰逊清洁并储备新的牙刷，牙膏和其他物品。罗

斯鲍姆要求使用"双层厕纸"。并从纽约莱万面包店（Levain
Bakery）空运来了巨型饼干。英国制药团队称之为饼干松饼。

　　阿切塔的财务投资者和员工都有责任在其他地方找找看，
是否可以获得更好的报价。罗斯鲍姆返回纽约，肩负着出售阿
切塔的使命，但交易本身并非没有障碍。在他的信中，索里奥
要求阿切塔在所有疾病中拥有阿卡替尼的在全球各地的权利。
追溯到阿切塔的创立，默克一直保留着为类风湿性关节炎患者
开发阿卡替尼的权利。罗斯鲍姆用了一些巧妙的操作并支付了
1000 万美元现金让默克放弃了这些权利。

　　罗斯鲍姆最后要面对的障碍将会更加棘手。在尽职调查
进行的两个月后，阿斯利康公司的律师发现了新的、广泛的专
利，这些专利刚刚在 2015 年 7 月和 9 月被美国专利和商标局
授予法莫斯利医药公司。这些新的专利似乎涵盖了阿卡替尼
的部分结构。阿斯利康公司的律师认为这可能会是无法解决的
问题。阿斯利康公司是一家像艾伯维一样的大型制药公司，愿
意为有前途的药物支付高价。但是，像这样具有强大董事会和
重要股东的大型公司厌恶风险。如果要支付高价，他们希望能
"去风险化"，变得不那么冒险，避免造成重大的财务损失。索
里奥知道他必须帮阿卡替尼去除风险，才能在内部推动交易。

　　2015 年 11 月的一个晚上，索里奥给罗斯鲍姆通了电话，
告诉他知识产权问题引起了阿斯利康公司内部的反对，可能会
破坏交易。罗斯鲍姆提出了一个创造性的替代方案，索里奥也
愿意试试：将 70 亿美元的购买价格分成两个部分，首付 40 亿

美元，剩下的 30 亿美元可以被保留，直到解决任何专利问题。阿斯利康公司可以从 30 亿美元的尾款中扣除任何与专利相关的成本，这是一个很大的数字。在最坏的情况下，阿斯利康公司不会受到太大的损失。

罗斯鲍姆的律师向他保证，阿切塔可以击退艾伯维公司和法莫斯利医药公司的任何专利上的进攻。他们的信心来自阿切塔在 2008 年以约 25 万美元的价格从 OSI 制药购买的一项专利，该专利在任何与亿珂相关的专利之前就已经颁布。而且该专利涵盖了抑制多种激酶的分子，包括 BTK 的分子。罗斯鲍姆称为"核按钮"，因为它潜在地可以挑战亿珂。如果艾伯维公司争辩说阿卡替尼属于法莫斯利医药公司最初专利的延伸，阿切塔可以争辩说亿珂属于 OSI 专利的范畴。像军事威慑战略一样，如果艾伯维公司试图攻击阿切塔的药物，阿切塔可以威胁艾伯维公司数十亿美元的产品系列。

罗斯鲍姆考虑了他的选择。他是真的有勇气坚信自己的信念，还是只是说说而已？仅仅说"相信我"在专利问题上行不通。他需要拿出真金白银来证明阿切塔将能够抵御严重的专利进攻。

罗斯鲍姆和索里奥同意了新的交易结构，分期支付 70 亿美元，交易完成。

第 18 章

艰苦跋涉

这个 12 英尺高的黑色石板是根据斯坦利·库布里克（Stanley Kubrick）的经典电影《2001 太空漫游》（*2001: A Space Odyssey*）中的石板模型制作的。石板周围的地板由白色的正方形面板组成，跟电影里的一样。石板的正面和背面的数字屏幕展示了新型血液癌药物的作用机理，让奥兰多国家会展中心（Orange County Convention Center）的观众了解"阿卡替尼，也称为 ACP-196，是一种强效的第二代 BTK 抑制剂，经过合理设计，具有高度选择性"的信息。

多年来，罗斯鲍姆将阿卡替尼视为一项需要谨慎保守的秘密，只有阿切塔内部人员才知道。现在，他终于准备向世界揭开面纱。阿卡替尼在佛罗里达州奥兰多市举行的美国血液学会年会首次亮相，石板在展览厅中央高高耸立，宣告了阿卡替尼的巨大潜力。罗斯鲍姆不仅向世界展示了他长期投入所带来的成功，而且还明确表示，阿卡替尼是人类抗癌进程中的重要里程碑。他坚持自己设计石板和数字动画。

石板是阿切塔精心设计的首次全面数据发布的一部分。在血液癌峰会的第三天，《新英格兰医学杂志》（*New England*

Journal of Medicine）发表了关于 61 名患有复发性慢性淋巴细胞白血病的患者初步试验结果的文章。泉写了文章的大部分内容，并与拜尔德、罗斯鲍姆、哈姆迪一起列为作者。

在生物技术职业生涯的第 15 个年头，泉第一次在享有盛誉的医学杂志上发表文章而且列为第一作者。她感到非常自豪。罗斯鲍姆共同署名，表明罗斯鲍姆已经深入阿切塔的运营之中。

文章详细介绍了阿卡替尼在复发性慢淋患者中取得的令人印象深刻的成就，总体反应率达 95%。该论文将阿卡替尼描述为更具选择性的 BTK 抑制剂，旨在改善亿珂的安全性。对于试验中的患者，最常见的问题是轻度头痛、腹泻和体重增加。没有患者出现重度出血或心房颤动等不良反应，这些不良反应有时会发生在亿珂的使用中。也没有任何里希特转化（Richter's Transformation）的情况发生，这是一种令人担忧的情况，当慢淋进化成大细胞淋巴瘤时会发生。

泉看着主笔文章的拜尔德在会堂中展示数据，说明患者对阿卡替尼的良好耐受性。泉还记得上一次她坐在观众席上聆听拜尔德发表她帮助设计和推出的研究时的痛苦和后悔。但这一次，她坐得笔直。泉不必偷偷溜进会议室或依靠他人的恩惠来一睹自己的工作成果。这一次，泉佩戴着印有自己名字的会议名牌。

第二天，美国血液学会向拜尔德颁发了威廉·达莫夏科奖（William Dameshek Prize），以表彰他在血液学方面的杰出成就。慢淋患者布赖恩·科夫曼，那个把拜尔德给他的亿珂胶囊装在口袋里带着回家的患者，在最后一天采访了拜尔德。科夫曼将他的患者博客扩展成了一个慢淋协会，这是一个专注于患者教育的非营利组织。"谁能想到，在已经有了伊布替尼（亿珂）之后，一种伟大的药物，我们还可以做得更好？"拜尔德说，"这种药物的独特性……可能会让我们向前迈进，特别是对于高风险患者，我们可以每天两次给药，对 BTK 的靶点施加更大的压力。"

===

罗斯鲍姆抵达奥兰多时，手头事情很多。除了管理阿切塔的大数据演示，他还有一笔交易需要谈判。在索里奥提出以 70 亿美元收购阿切塔之后，罗斯鲍姆启动了一个小规模的销售，向一小部分潜在买家提供了竞标机会。默克和辉瑞都放弃了。但美国第二大生物技术公司安进公司想要参与竞标。其新任首席执行官罗伯特·布拉德威（Robert Bradway）曾是一名华尔街银行家，渴望达成交易，而安进公司有足够的资源与阿斯利康这样的大型制药公司竞争。

安进公司早已与阿切塔有过联系，曾经投资于该公司并授权一种药物在试验中与阿卡替尼结合使用。安进公司的交易主管大卫·皮亚卡德（David Piacquad）曾在先灵葆雅公司工作，并帮助推进了这笔交易，即新泽西公司收购欧加农及其在奥斯镇的研究机构，阿卡替尼即起源于此。他了解曾经驻扎在那里的人才。安进公司是一个更合理的选择。

罗斯鲍姆飞往加利福尼亚州千橡市与布拉德威会面。他在那里了解到一些有趣的事情：安进公司的律师们对阿切塔的专利地位非常放心。阿斯利康和安进公司都对阿切塔在荷兰享受的新型税收待遇感兴趣，并将低税率纳入他们对阿卡替尼的估值。安进公司很轻松地提出了大约 50 亿美元收购阿切塔，没有与艾伯维和亿珂相关的潜在专利诉讼等任何额外限制。

安进公司的报价非常有吸引力。干净和简单的交易对罗斯鲍姆和阿切塔的股东们很有吸引力。虽然收购价格少了 20 亿美元，但提前支付了全部款项并且不必担心未来可能出现的任何附带责任，这种减价得到了补偿。无论阿切塔的律师们对他们的专利地位多么有把握，不必担心未来可能发生的事情是一种解脱。阿斯利康的价格附带了限制，使事情变得复杂。但是安进公司也有一个要处理的问题。安进公司刚刚收购了奥尼克斯制药公司（Onyx Pharmaceuticals）以增强其药物研发渠道。安进公司在奥尼克斯交易中，临床试验增加了其报表上的支出项，降低了其收益。采纳阿切塔昂贵的临床计划将进一步损害安进公司的收益，在阿卡替尼获批之前，只会增加成本而无法提供任何收入。这可能会让华尔街对安进公司的股价失去信心。

为了解决收益问题，皮亚卡德想出了一个聪明的解决方案。安进公司已经与亚洲的一个大型主权财富基金谈成了一项综合特许权，该基金将资助阿卡替尼的临床试验成本，从而使安进公司能够避免其在账簿上显示所有因阿切塔带来的损失。

这种金融操作刚开始在生物制药行业中变得流行起来。但是随着新年假期的到来，主权财富基金已经放假，其工作人员在 1 月之前不会回到工作岗位授权交易。与此同时，索里奥和他的代理人一直在敦促罗斯鲍姆签署一份有排他性的条款书协议，如果他想推动与阿斯利康的交易的话。

在奥兰多美国血液学会会议的晚上，罗斯鲍姆在丽思卡尔顿酒店（Ritz-Carlton Hotel）召集了阿切塔的董事会讨论决策。大多数董事和罗斯鲍姆都坐在桌子旁，有几个人通过电话参会。戴夫·约翰逊和哈姆迪也参加了。罗斯鲍姆希望也能听听他们的意见。董事会可以决定接受阿斯利康的 70 亿美元的报价，即在解决专利问题之前支付 40 亿美元，之后再支付 30 亿美元，或者可以等到 1 月与安进公司交易，但要冒着失去与阿斯利康交易的风险。罗斯鲍姆相信在这种情况下需要一致的董事会决策。经过长时间的讨论，决策的症结在于风险。与阿斯利康合作意味着如果专利形势恶化，30 亿美元的收购款可能永远不会到账。而选择安进公司则会使整个交易面临风险，因为没有人知道新的一年会发生什么，或亚洲主权财富基金最终会做出什么反应。答案很快就变得清晰了。罗斯鲍姆和其他董事们投票签署了阿斯利康的合作条款，现在需要完成最终的交易。

罗斯鲍姆、克里斯·谢尔顿和阿斯利康的其他几个人一起乘坐罗斯鲍姆的湾流Ⅳ（Gulfstream Ⅳ）飞机①飞往纽约，在阿

---

① 湾流Ⅳ飞机是美国湾流宇航公司生产的公务机。

斯利康律师位于中城的办公室进行交易谈判。谈判进行了两天后,《华尔街日报》报道了还在进行的交易。阿斯利康一方指责阿切塔泄露了这个消息,以此加强他们的立场。罗斯鲍姆予以否认,但谈判变得紧张起来。接下来,阿斯利康坚持要求,在交易完全关闭之前,如果阿卡替尼试验中出现不利事件,就有权终止交易。这个问题成了一个难以突破的瓶颈。

深夜,罗斯鲍姆接到了阿斯利康肿瘤业务发展负责人尼娜·莫哈斯的电话。她告诉罗斯鲍姆,索里奥与阿斯利康董事会进行了一次激烈的会议讨论。如果阿切塔收购失败,索里奥的工作将受到威胁。

"我需要知道,公司是否有我不知道的事情?"莫哈斯问道,"帕斯卡尔为此交易冒了风险。"

"我知道的一切都是你知道的,"罗斯鲍姆向她保证,并表示他从来没有想过伤害索里奥,"我已经分享了一切。公司没有任何不正当的行为。"

罗斯鲍姆的话似乎打破了僵局。阿斯利康放弃了与临床试验不良事件相关的交易关闭条件。一切都开始走向正轨。阿切塔制药和阿斯利康开始搭建架构来绑定他们的公司。

但随着交易的进行,罗斯鲍姆意识到财务计算上存在着重大错误,这将造成员工的动乱。罗斯鲍姆本人曾误解了阿切塔员工实际上会获得多少收益,而领导层也提高了员工的期望值,但这是无法满足的。罗斯鲍姆担心这个问题会毁掉交易所有要素之间的联系。

通常，新设立的创业公司是以保护风险投资家和其他财务投资者的方式组建的。投资者购买的是公司的优先股，而不是普通股，这意味着他们获得了优先待遇。在清算事件（如破产公司的出售）发生时，他们会首先获得回报，通常是通过称为"优先清算权"的合同条款实现的。只有在创业公司不成功时，这才会发挥作用。但许多创业公司会发行"参与优先股"，这意味着在成功出售时，投资者先收回所有投资，然后才将其优先股转换为普通股，稀释普通股东——其中包括员工和创始人——所持有的股份。只有在大型投资者得到支付之后，剩余的资金才会分配给普通股东。

阿切塔的公司创始人是荷兰人，并发行了结构化的参与优先股。这极端地稀释了员工的股权，大家能分到的将减少约一半。罗斯鲍姆之前没有意识到股权稀释在多大的程度上会减少员工的收益。他认为这种稀释对阿切塔员工是不公平的。他决定让财务投资者放弃 1.4 亿美元的收益，并创造他所谓的"弥补（Make-whole）"池，以缓解员工在股份稀释中所遭受的损失。这个金额虽然无法使阿切塔的员工达到他们预期的收益水平，但是可以提供极大的缓冲。罗斯鲍姆将为此贡献原本自己赚取的 6000 万美元。其余投资者也支持罗斯鲍姆的计划，即在与阿斯利康公司交易的首笔 40 亿美元的付款中，员工拥有的普通股将恢复 43 美分。这意味着在第一笔付款上每个员工将获得每股 93 美分。例如，在稀释之前，有资格获得第一笔付款中 100 万美元的员工，将分得 93 万美元。在整个 70 亿美元的交易中，员工的股份将被稀释约四分之一，这与硅谷出售初创企业时标准的股份稀释比例一致。

为了实现他的"弥补"计划，罗斯鲍姆需要在交易文件中将其说清楚，并获得阿斯利康的批准。这家大型制药公司愿意——在一定程度上也同意。阿斯利康理解罗斯鲍姆所处的困境。这家大型制药公司也正在应对自己的员工问题。阿斯利康需要阿切塔的员工，并正在寻找一种方法来激励他们留在公司并继续努力工作。阿卡替尼尚未获得关键的美国食品药品监督管理局审批，如果没有阿切塔的科学家和开发人员，这些目标将更难实现。阿斯利康通过花费罗斯鲍姆的钱解决了其员工激励的问题。阿斯利康希望将 1.4 亿美元的资金池变成一个员工留任基金。为了获得留任奖金，阿切塔员工必须在阿斯利康工作三年或直到阿卡替尼获得美国食品药品监督管理局审批为止。如果阿斯利康确定任何阿切塔员工应该离开公司，罗斯鲍姆有权决定那些员工是否应该从资金池中获得他们的份额。任何未支付的资金将归罗斯鲍姆和其他阿切塔投资者所有。但是，如果在达到里程碑之前有人离开，他们将完全失去未来在 1.4 亿美元资金池中的份额。对于有资格在第一笔付款之前获得 100 万美元的员工来说，这个留任奖金将价值 43 万美元。换句话说，如果没有这个奖金，那么 100 万美元将减少到 50 万美元。如果处理不当，向阿切塔团队推销这个构想将很难，并可能导致大规模的动荡。

2015 年 12 月中旬，阿斯利康宣布已与阿切塔达成交易，收购了一个很少有人听说过的公司和其有前途的药品阿卡替尼，交易价格为 70 亿美元。该交易在 2016 年冬季结束。在交易新闻发布会上，慢淋专家医生拜尔德指出，"BTK 抑制剂类对 B 细胞癌的管理具有变革性的进展，但一部分使用 Ibrutinib（第一代 BTK 抑制剂）的患者有不耐受的不良反应，不幸地停止了治疗"。

拜尔德强调的重点是，慢淋患者很快将有更多选择，但不可能忽视的是艾伯维和强生的亿珂与阿斯利康正在收购的药品之间即将展开的竞争。

===

旧金山午夜的时钟敲响了，罗斯鲍姆感觉很好。他一开始就和阿斯利康首席执行官索里奥和他信任的一名副手尼娜·莫哈斯共进早餐。一天很快就过去了。罗斯鲍姆刚刚离开和阿斯利康高管一起庆祝的晚宴，然后前往探索博物馆，这是一个位于海岸线长廊上的科技博物馆，也是一个企业聚会场所。一家生物技术投资关系公司——生命科学咨询公司（LifeSci Advisors）——在探索博物馆为出席摩根大通医疗健康大会年会的人举办了一次聚会，而一个对冲基金的朋友凯文·唐（Kevin Tang）则通过短信邀请罗斯鲍姆加入他们的行列。

当罗斯鲍姆到达博物馆时，聚会已经快要结束了。当他在活动现场四处走动时，罗斯鲍姆注意到几个年轻漂亮的女人，穿着黑色紧身短裙，在与医疗行业人士交流，对方明显年龄较大，也不太好看。如果这是一个生物技术活动，那么这是罗斯鲍姆所见过的最奇怪的活动。他感觉有些不对劲。最后，罗斯鲍姆找到了唐，唐热情地邀请罗斯鲍姆喝了一杯酒。"伙计，我得从这里出去，"罗斯鲍姆说，"我不知道我在哪里。"

唐说，他想祝贺罗斯鲍姆的阿切塔的成功。几分钟后，唐让三辆黑色运动型实用汽车带罗斯鲍姆和他的团队离开了博物馆。彭博新闻随后报道了在探索博物馆（Exploratorium）举办的聚会，强调生命科学咨询公司雇用模特陪同摩根大通医疗健康大会的参会人员（绝大多数是男性）参加聚会并招待他们。这个聚会迅速成了一个丑闻，突出了生物技术行业缺乏多元化的问题。在批评的轰炸声中，生命科学咨询公司道歉了。该公司从唐拥有的模特公司雇用了这些女人。

唐在旧金山的另一家酒吧继续开心地度过了这个夜晚。罗斯鲍姆大约在凌晨 4 点回到了他的酒店。三个小时后，他需要离开酒店前往红木城参加阿切塔的一个敏感的职工大会。在巨大的交易世界中，很难保守任何秘密，许多阿切塔员工已经听到了谣言，称他们在阿切塔的股权已经被大幅稀释。一些人感到不满和沮丧。

罗斯鲍姆感觉很糟糕，他带着睡意出现在铂尔曼旧金山湾酒店（Pullman Hotel San Francisco Bay），酒店会议室已经提前预订好了。阿切塔的员工正在等待他的到来。一进入会议室，罗斯鲍姆试图描述他与阿斯利康建立的留任奖金池。他解释说，由于阿切塔最初是在荷兰法律下成立的及其结构化的方式，参与优先股造成的股权稀释比一般情况下严重得多。罗斯鲍姆描述了阿切塔的投资者是如何设立奖金池，使得员工在阿斯利康支付的前 40 亿美元中几乎得到了全部的报酬。会议室里气氛相当紧张，罗斯鲍姆的演讲结束后，显然仍旧有很多问题没有得到回答。

随后，罗斯鲍姆与阿切塔的高层管理人员和创始人进行了第二次会议。这次电话视频会议使得在阿切塔西雅图和荷兰办公室的人可以参加。高管们匿名提交了问题，罗斯鲍姆开始大声朗读。其中一个问题问阿切塔的律师是真的为罗斯鲍姆工作还是为公司工作。"你是在偷钱吗？"另一个问题问道。接下来，有人要求对罗斯鲍姆的库归资本和阿切塔之间的关系进行审计。"我们想知道员工是否被欺骗了。"

"不！"罗斯鲍姆断然地回答道。他的神奇信念让阿斯利康成功地完成了他们的交易。但阿切塔的高管团队并不买账。这对他们来说是一个金钱问题，他们非常清楚，在他们看来，数百万美元正在流向错误的方向。

对罗斯鲍姆来说，这些问题是饱含敌意的而且是误导性的。他认为这是因为许多阿切塔创始人和高管缺乏经验，他们不知道在初创公司中使用参与优先股的常见情况。他们大多只在上市公司或大型制药公司工作过。罗斯鲍姆似乎认为，一些阿切塔的员工对于任何股权稀释的概念都感到不满意，而这种情况在初创公司中总会发生。罗斯鲍姆试图再次解释，荷兰参与优先股的性质使得稀释更加严重，他只在最近几周才发现这个问题。罗斯鲍姆说，一旦他了解到这个问题，他就动员了其他主要投资者，从他们自己的口袋中出资设立了完整的项目资金池。

阿切塔的一些人，特别是约翰逊，不相信罗斯鲍姆的解释。约翰逊认为阿切塔没有与他和其他员工分享足够多的财务回报。他尤其不满意必须在阿斯利康工作数年的想法。约翰逊经常表达自己的这种不满与看法。其他人，如玛丽亚·法迪斯，则接受了罗斯鲍姆的解释。当然，还有一些员工对他们的阿切塔工资单感到非常高兴，但公司高层之间的不满情绪蔓延到了员工中。

高管们知道怎么算钱。罗斯鲍姆和其他投资者将获得阿切塔收益的最大份额。

罗斯鲍姆将独自获得 30 亿美元。

就哈姆迪而言，他感觉自己受到了侮辱，并再次感到被剥削了。他被罗伯特解雇并错过了法莫斯利医药公司的财务盛宴，为建立一家全新而极为成功的公司贡献了自己的努力。但是，他的辛苦劳动所得被转移为"金手铐"，要让他在阿斯利康任职是一种侮辱，他无法忽视。如果阿斯利康想激励他留下来，哈姆迪认为应该设立一个新的留任奖励计划。

支付结构再明确不过地凸显了实际工作人员和财务投资者之间的分歧。这是哈姆迪的血、汗和泪，是出自泉的车库、愿景和草稿，是许多默默无闻的英雄不断地奉献和工作，帮助创造了阿卡替尼。哈姆迪认识到罗斯鲍姆和他的一群财务投资者的作用。他们显然是必不可少的，但奖励似乎分配不公。虽然财务投资者花费时间制造了股权工具，使他们能够首先获得报酬，但那些在一线制药的人花费的时间则是制造药物，他们对潜在的支付或如何保护自己毫不知情。哈姆迪和泉感觉到历史正在重演。他们感到极度不满和受到低估。无论如何，他们对公司的承诺和天真的热情最终换来了财务上的损失。

尽管说要帮助癌症患者，但阿切塔的成功现在被围绕金钱的恶意所掩盖。罗斯鲍姆感到沮丧，他认为他所看到的非常积极的结果已经变成了令人不快和负面的事情。罗斯鲍姆认为他公正地对待了员工，而他们只是没有看到事情的全貌。他们对资本获得大部分收益感到愤怒，但罗斯鲍姆和他的投资者冒了很大的风险，这就是资本主义的运作方式。阿切塔支付了慷慨的工资和奖金，在每一轮股权融资前，他都给员工提供了和其他投资者一起投资的机会。除了开始几轮的投资，员工基本上都拒绝了。确实，罗斯鲍姆相信他没有做错任何事情，而且尽力保护了员工。

现在，对阿切塔的员工来说，罗斯鲍姆成了来自纽约的恶棍。在铂尔曼旧金山湾酒店的会议后，罗斯鲍姆试图向像麦克格雷维这样的人做更多的解释，但他们不听。麦克格雷维说："你给了我一些东西，然后你拿走了一半，然后告诉我要想拿回一些东西，就还要再工作三年，这不公平。"

罗斯鲍姆与约翰逊的关系变得尤为紧张。随着交易于2016年2月接近尾声，阿斯利康的高管们厌倦了他们从约翰逊和其他阿切塔人那里听到的抱怨。阿斯利康员工看到，即使考虑到减价和留存计划，一些最大声的抱怨都来自那些像约翰逊一样将赚取多达 3000 万美元的人，这比他们一生的收入还要多。他们很难对那些已经成为千万富翁的人产生同情心。

但阿切塔团队的主要成员感到被欺骗了，他们认为自己应该得到更多的回报，他们已经做了更多，而那些贪婪的肥猫们则从他们所做的事情中获得了过多的收益。

这些感觉让人困惑，但这与生物技术革命的残酷现实有关。即使在癌症药物开发领域，大部分的财务收益也常常流向资本而不是劳动力。

随着时间的推移，罗斯鲍姆认为是约翰逊背叛了他，煽动了阿切塔内部的敌意。他觉得这不可原谅。

不良情绪是相互影响的。两人再也没有说过一句话。

第 19 章	终成正果

泉坐在室外的舞台上，注视着身穿学士服的一群大学生。她受邀成为加州大学圣芭芭拉分校数学、生命和物理科学专业的毕业典礼发言人，这所学校是她获得学位的地方。

"我们很荣幸能够邀请到肿瘤药物研究领域的领袖拉奎尔·泉博士加入我们的行列，"科学院院长皮埃尔·威尔齐乌斯（Pierre Wiltzius）说完之后，便把讲台交给了泉。

泉告诉 2017 届毕业生："我曾经相信，我所要做的就是努力工作，做好我的工作，这样我就会得到公正的回报。结果证明，生活并不总是这样。想象一下，你对自己的工作非常热情，所以你不懈地工作，做出了许多个人的牺牲。有一天，首席执行官亲自承认了你的努力和付出……并给你了你职业生涯中最大的加薪。"

接下来，泉向毕业生们讲述了被这一位首席执行官解雇的事情，她没有提到罗伯特的名字，也没有提到他是加州大学圣芭芭拉基金会董事的这一事实。

8 年前，罗伯特在同一舞台上发表过毕业演讲。现在，泉的机会到了。她描述了"被召唤到罗伯特面前并被告知不再被需要"的"尴尬场面"。

"生活中 10% 的事情会自己降临到你身上，90% 是看你如何做，"泉说，"在我的职业生涯中，因为做了一些最好的工作而被解雇，这让我开始创办自己的生物技术公司。"

2017 年 10 月，在泉发表演讲后仅仅 4 个月，美国食品药品监督管理局批准了阿卡替尼用于治疗先前接受治疗的套细胞淋巴瘤患者。戴夫·约翰逊是对的。在艾伯维公司和强生公司通过在套细胞淋巴瘤上获得全面批准之前，阿切塔公司在这种罕见的血液癌中挤进了加速审批的通道。

阿斯利康决定将阿卡替尼的品牌名称定为康可期（Calquence）。这是 2017 年发布的 14 种癌症新药之一。在接下来的 10 年里，美国食品药品监督管理局将在美国批准近 100 种肿瘤治疗药物，是前一个 10 年批准的癌症药物数量的 3 倍之多。注入癌症药物开发的大量资金，加上美国食品药品监督管理局更为包容的监管立场，导致涌现了大量新的肿瘤治疗方法。其中许多新产品是以亿珂和康可期为代表的靶向小分子药物，它们抑制酪氨酸激酶。

然而，冈萨雷斯和艾伯维并没有坐以待毙。艾伯维的法莫斯利医药公司立即在特拉华州联邦法院起诉阿斯利康的阿切塔部门侵权，声称康可期侵犯了其在 2015 年和 2017 年颁布的 3 项专利。这场诉讼并不令人意外。每当新一代药物进入市场时，原有药物的公司通常会起诉新进入者，如果能够找到合理的理由。在这种情况下，律师们并不需要费太多力气，因为新颁发的专利确实涵盖了康可期的一些结构。两种药物都是由同一些人开发的这一事实进一步加强了案件的说服力。

然而，艾伯维必须克服的问题是，阿拉德·卡普坦和蒂尔·巴夫在遇见泉和哈姆迪之前就在荷兰创造了康可期。此外，艾伯维声称侵权的专利是在康可期已经进入临床开发并在其自身获得专利之后才颁发。但艾伯维的大问题是，阿斯利康拥有罗斯鲍姆的核按钮专利，该专利是从 OSI 制药购买的。为了确保其威慑策略清晰，阿斯利康转身让阿切塔反诉法莫斯利医药公司，声称亿珂的活性成分侵犯了其从 OSI 购买的专利。强生公司也参与了诉讼，与阿斯利康对抗。

一场巨大的斗争已经开始了。艾伯维公司与强生公司似乎正在向阿斯利康发起司法和市场的战斗。但在转入"战争"模式之前，阿斯利康集结了"部队"，在南旧金山的办公室举办了一个小型聚会，庆祝其首次获得监管审批。泉和哈姆迪参加了活动，但他们感觉有点像局外人。阿斯利康已经把他们从康可期中除名，并负责开发一些处于早期阶段的资产，其中有五个哈姆迪和泉已经在进行临床试验。哈姆迪将这种情况比作一种开放式领养，他可以看着其他人抚养他的孩子，但对他们如何抚养没有任何发言权。

对哈姆迪来说，在阿斯利康工作已经变成了一种消耗。他厌恶每天从圣克鲁斯开车到南旧金山的漫长通勤[①]。在交通拥堵

——————————

① 两地距离大约 95 千米。——编者注

中挣扎，有时他需要花两个小时才能到达工作地点。当他开始通勤时，驾车穿越圣克鲁斯山脉的山峰和山谷时，哈姆迪有充足的时间反思过去几年的起起伏伏。在路上，哈姆迪会经过一个加利福尼亚州的"圣城"（Holy City）。出于某种原因，罗伯特最近以 600 万美元的价格购买了它。他的计划仍然是个谜。稍后，哈姆迪将经过法莫斯利医药公司的总部以及圣卡洛斯和红木城的两个最初的阿切塔办公室。至少，哈姆迪已经能够买得起一辆新的特斯拉了。对那些想证明自己在硅谷创业成功的人来说，拥有一辆特斯拉是必要的。这辆车的额外特权是允许驾驶者独自驶入拼车专用道，越过 101 号高速公路上交通最拥堵的路段。当他进入一些开放的道路时，哈姆迪喜欢以惊人的速度驾驶他的特斯拉。

尽管如此，在把公司出售给阿斯利康时，哈姆迪赚的钱比其他阿切塔创始人要少。当他被法莫斯利医药公司解雇时，他出售了他所持有的法莫斯利医药公司股票，以满足他的生活，他推迟了缴纳股票出售时产生的资本利得税。为了支付所欠的税款，哈姆迪后来私下出售了一些阿切塔股票给一位投资者。当他从首席执行官被降职时，他失去了另外 100 万股期权，这些股票基本都转移到了戴夫·约翰逊手中。因为这些动作，哈姆迪失去了大量的财富。在他的特斯拉上独自度过两个小时的时间让哈姆迪有足够的时间来数他错过的那些钱。

通过简单的计算就能知道，留在阿斯利康是哈姆迪最优的选择。他想要从留存计划中获得全部的金额，再加上他在新公司三年内收到的工资和福利，但哈姆迪和泉都对大型制药公司的官僚主义感到不满，并且不擅长办公室内部斗争。他们一起开始寻找新项目。

在革命性地改变了 BTK 抑制剂治疗慢性淋巴细胞白血病之后，参与其中的人都试图迈向了新篇章。罗伯特离开了他在佛罗里达州克利尔沃特的家，与他多年的妻子帕特里夏离了婚，搬到了哥斯达黎加。通过资助不同的药物开发项目，他打算再次证明那些不信他的人是错的，并表明他的大型生物技术公司的成功不仅仅是运气而已，而且可以重复。

罗斯鲍姆在阿切塔之后陷入了困境。尽管他从生物技术行业中赚得了有史以来最大的财富，但他变得沮丧。他在这次经历中身心俱疲，而阿切塔员工对于股票期权的反噬也伤害了他。他的妻子说服他，一个一直在纽约生活的人，搬到佛罗里达，他买了一栋价值 2700 万美元的豪宅。

生物技术投资公司的一位合伙人贝赫扎德·阿加扎德（Behzad Aghazadeh）试图说服罗斯鲍姆加入他，对抗上市公司免疫医学公司（Immunomedics）的管理层，该公司正在开发一种有前途的三阴性乳腺癌治疗药物。这一提议类似于罗伯特对法莫斯利医药公司的接管。但罗斯鲍姆对主动参与股票市场不再感兴趣，那需要到处进行推销和推动交易。阿加扎德只能自己继续推进，掌控了免疫医学公司，获得了其药品的审批，并在 2020 年以 220 亿美元的价格将其出售给吉利德。

罗斯鲍姆考虑过经营棒球队的业务，曾经差点与德瑞克·基特（Derek Jeter）和杰布·布什（Jeb Bush）合作购买迈阿密马林鱼队（Miami Marlins）。帮助一个处于困境中的棒球队对罗斯鲍姆来说很有吸引力，他认为自己可以将在生命科学业务中学到的东西用于体育团体中。当对冲基金经理乔·埃德尔曼听说这个合作时，他笑了。埃德尔曼期待着罗斯鲍姆告诉基特，他对棒球的了解比有史以来最伟大的游击手之一还要多。最终，罗斯鲍姆也放弃了这个想法。

即使是俄亥俄州立大学的慢淋专家医生拜尔德，在开辟新道路时也比他预期的要困难一些。凭借他在BTK抑制剂开发中的角色，拜尔德帮助改变了慢淋的治疗方式，将这些药物确立为真正控制疾病和防止其恶化的方法。与那些拥有法莫斯利医药公司和阿切塔股权的人不同，拜尔德没有得到任何经济奖励。但是没有他的努力，这两家公司都不会取得成功，成千上万患者的生活也会受到影响。拜尔德在治疗慢淋方面取得成功之后，他将注意力转向了急性髓系白血病，这是一种致命的血液癌，其治疗成功率要低得多。他很快意识到进展将是缓慢而艰难的。

用于治疗慢淋的科学进步更为迅速。另一类药物维奈妥拉（venetoclax）开始在慢淋中显示出卓越的疗效，特别是在与BTK抑制剂联用时。与BTK抑制剂长期治疗不同，维奈妥拉提供了较短的固定疗程。印第安纳波利斯（Indianapolis）的制药公司礼来公司（Eli Lilly）一直在开发一种非共价或可逆的BTK抑制剂，其临床试验表明它可能是一个很好的替代选择，特别是针对不能再耐受亿珂或疾病已经发生突变并对它产生抗药性的血液癌患者。

患者现在有了不错的选择。他们能存活下来并且生活质量很高，慢淋患者接受化疗的情况已经变得罕见。它主要用于一些适合化疗和先前未经治疗的年轻患者，他们可以耐受化疗，且可能不想多年服用药物。

===

康可期被批准用于套细胞淋巴瘤是一个胜利，但在阿斯利康，索里奥仍在等待慢淋的审批。他知道它会获得审批，他的董事会和股东也知道。他成功带领阿斯利康实现复苏。索里奥重新激活的卵巢癌实验疗法利普卓（Lynparza，奥拉帕尼Olaparib），并将其成功推向市场，赢得竞争。通过一项激进的发展战略，他推动了塔格瑞斯（Tagrisso），使这种肺癌治疗药物成为该公司最畅销的产品。索里奥还正在为阿斯利康在中国的市场开拓新路。一旦康可期上市用于慢淋，公司就会进入非常好的状态。

然而，将像阿切塔这样具有创业精神的小型生物技术公司整合到大型制药公司绝非易事。经历了一个艰难的开端后，阿斯利康的早期肿瘤高级副总裁苏珊·加尔布雷思（Susan Galbraith）从伦敦赶往南旧金山，在那里她待了三个月，纠正了错误的方向。罗斯鲍姆无法处理的药物制造问题必须得到解决，人事问题也需要解决。加尔布雷思和戴夫·约翰逊一致认为是时候让他离开了。阿切塔的一些其他高级管理人员，比如杰西·麦克格雷维，刚刚辞职，要么是因为留存计划的处理方式，要么是因为成为庞大组织的中层人员带来的挫败感。

阿斯利康的一些药物研究人员不知道阿切塔在不同疾病中发起的所有试验是什么意思。神经胶质母细胞瘤？头颈癌？与 PI3K delta 抑制剂的联合？对保守的大型制药公司的人来说，其中一些想法似乎有些牵强。对阿切塔的员工来说，这种怀疑反映了为什么小型生物技术公司能比制药巨头产生更多的创新。

然而，阿斯利康清楚地看到，阿切塔的一些事情确实已经失控了。阿斯利康的研究人员发现阿切塔提交给同行评议期刊《癌症研究》（Cancer Research）的一个摘要中包含一些被阿切塔员工篡改的临床前数据。篡改的数据歪曲了康可期在患有胰腺癌的小鼠中的治疗效果。这一发现在阿斯利康引起了警惕，也引起了担忧，认为康可期在血液癌中的数据可能存在问题，并可能损害整个特许经营权。经过仔细的调查，阿斯利康发现篡改的数据对实验室以外的任何工作都没有影响，并且不涉及任何血液癌项目。篡改数据的员工离开了阿斯利康，但这件事提醒人们要小心谨慎。

尽管如此，收购阿切塔背后的战略仍然是正确的。2019 年11 月初，艾伯维公司与强生公司决定不将其与阿斯利康的专利诉讼带上审判席。这些公司同意和解。作为和解的一部分，阿斯利康同意向艾伯维公司支付约 5.5 亿美元的费用，但这不是通常伴随此类专利和解的专利费。除了默克拥有的小部分专利费，阿斯利康将继续拥有康可期的所有专利费。罗斯鲍姆来自

OSI 的核按钮专利似乎已经阻止了威胁。

乌尔特·盖科留在法莫斯利医药公司，直到被艾伯维公司收购，并且随着亿珂获得美国食品药品监督管理局的 11 项审批，包括移植物抗宿主病的治疗，她已经敲响办公室的金属大钟。全球已经有超过 20 万名癌症患者接受了亿珂的治疗，包括从未接受过治疗的慢淋患者。在美国，美国食品药品监督管理局基于 RESONATE-2 研究的强大结果，已经批准亿珂作为一线慢淋疗法，而这项研究曾在多年前因为包括使用化疗的对照组而被一些慢淋医生反对。越来越多的慢淋患者正在接受亿珂作为一线治疗。

这是一种真正对血液癌产生深远影响的药物。尽管投入了大量资金用于其他癌症的药物开发，但手术、化疗、放疗和骨髓移植等熟悉的方法仍然很常见。医生们开处方给患者使用各种癌症药物，往往是因为它们比其他替代疗法都要好，而不是因为它们真的有显著的疗效。一些新的抗癌药物并不是非常好。但是，现在 BTK 抑制剂已经成了某些血液癌中的变革者。

亿珂正在朝着 2019 年销售 57 亿美元的目标前进，研究公司 Evaluate Pharma 的预测表明，到 2024 年，它将每年产生 100 亿美元的销售额，并成为全球第五大畅销的药物。在美国，亿珂的大多数患者每年要花费 16 万美元，越来越多的患者接受该药物并持续多年的治疗。艾伯维公司和强生公司每年都会提高亿珂的价格并分享其利润。帕布罗·勒戈雷塔的药品特许权投资公司从他们购买的该药物的一小部分所有权中能每年获得的收入高达 3.49 亿美元。亿珂的销售绝大部分来自慢淋的治疗，而这是康可期尚未获准治疗的疾病。阿斯利康似乎落后了很多。

用于解决与艾伯维公司和强生公司的诉讼的资金来自阿切塔的股东。解决争端为阿斯利康支付了其第二笔款项铺平了道路。经过相关成本的考虑，阿切塔最终以 66 亿美元的价格出售。阿斯利康和罗斯鲍姆同意将 26 亿美元的尾款拆分成三个分期付款，一直延续到 2024 年。

对那些最初从默克手中以 1000 美元的价格收购一种药物的投资者来说，最终的财务回报是巨大的。这些投资者共投入了约 5 亿美元到阿切塔中，获得了 13 倍的回报。由于他们的投资额和时间不同，一些人自然获利更多。

罗斯鲍姆在阿切塔中投资了 8000 万美元，并将获得 28 亿美元的回报，为其投资额的 35 倍。阿切塔使他的财富达到了一个全新的维度，一些阿切塔的员工因此不能原谅他。

乔·埃德尔曼获得了第二大的收益。他和他的知觉生命科学对冲基金将 4300 万美元的投资变成了超过 10 亿美元。将钱投入初创公司阿切塔成为埃德尔曼所做的最佳投资，远远超过他在任何单一股票上的回报。除了他的对冲基金持有的头寸，他个人还对阿切塔进行了大额投资，作为他的对冲基金最大的单一投资者，埃德尔曼从自己的资本复利以及他向客户收取的 25% 利润中受益。总的来说，埃德尔曼从阿切塔中赚了约 7 亿美元。这笔投资使他由富有变成了亿万富翁。这也帮助他的对冲基金的回报在全球对冲基金中脱颖而出。自 1999 年成立以来，埃德尔曼的对冲基金知觉生命科学基金年化净回报率为 29%，在这一时期内，他成为全球表现最佳的对冲基金经理，至少从人类的角度来看是这样。他的回报比业内最知名的机构还要高。只有极少数的计算机驱动的量化交易公司能够超越他。

斯文·博尔霍的奥博资本也错过了大部分法莫斯利医药的收益，因为它出售了公司的股份，但他和知觉生命科学基金一样，在阿切塔上赚取了接近同样数量的钱。但奥博资本的所有投资都是用奥博资本的风险基金做出的。

然而，许多帮助建立阿切塔的人都有一种复杂的感觉。即使有了财务上的惊喜，许多人仍然认为他们没有得到自己应得的认可或物质奖励。法莫斯利医药公司和阿切塔的成功之路上充满了被遗忘的科学家和企业家。成功的生物技术故事以这种方式结束并不罕见，没有兴高采烈或欣喜若狂。

至于她自己，泉最终起诉了阿切塔和阿斯利康，声称她被剥夺了她赚取的股票期权奖励。即便没有期权，泉仍有望在公司的出售中赚取近 2000 万美元。然而，期权代表着更多的收益。她与阿斯利康达成了不公开金额的和解，并继续为该公司工作。

泉目睹了阿切塔药物的研发不断前进。2019 年 11 月，美国食品药品监督管理局批准了康可期用于慢淋的治疗。这是阿斯利康的大胜仗。该批准基于阿切塔在旧金山 W 酒店套房里整夜组织的研究。自此以后的几年中，845 名慢淋患者参加了两项随机对照试验。试验显示，接受康可期治疗的患者与接受其他治疗（如化疗和单克隆抗体药物）的患者相比，可显著延长无病情恶化生存期。

康可期对亿珂的头对头试验仍在进行中。表面上，亿珂的地位似乎是不可动摇的。随着越来越多的人服用这种药物，数据显示，83% 首次接受亿珂治疗的慢淋患者在 5 年后仍然存活。当涉及之前治疗失败，然后开始服用亿珂药片的慢淋患者时，7 年后，略多于一半的患者仍然存活。随着时间的推移，这种存活数据不断上升。

但是，治疗慢淋的医生仍然对更具选择性的 BTK 抑制剂康可期感到困惑。随着亿珂的临床试验越来越成熟，这种神奇的药物显示出了一些不良反应，特别是心血管问题，例如房颤的发病率随时间显著增加。在临床试验中接受亿珂治疗的 1500 名慢淋和套细胞淋巴瘤患者的汇总分析显示，在接受 36 个月治疗后，有 10.4% 的患者房颤。对于其中许多患者，房颤仍可控。但他们经常需要服用血液稀释药物以继续服用亿珂。除此不良反应外，有时还会出现高血压问题，以及亿珂患者会发生心律失常和极少数心源性猝死的报道。

在阿斯利康公司和慢性淋巴细胞白血病医生中，希望进行的头对头试验将确定康可期是否比其价值数十亿美元的竞争对手更安全，甚至更好。康可期也会引起不良反应，如高血压。轻微的头痛是康可期的一种不良反应，这使一些患者在开始服用药物时感觉有点困难。但临床试验表明，与亿珂相比，它的整体问题更少，特别是在房颤方面。随着新的十年开始，阿斯利康公司将康可期纳入其销售和营销机器，试图让尽可能多的慢淋患者使用。该公司每年以 17 万美元的价格销售这种拯救生命的抗癌药。2019 年，这种药物在其标签上仅列了套细胞淋巴瘤，即便这样，他们也获得了 1.64 亿美元的销售额，收入来源主要是美国。

"现在我们将看到像康可期这样的产品在慢淋中做出更大的贡献。"阿斯利康公司首席执行官索里奥在 2020 年 2 月中旬的投资者电话会议上预测。

正面交锋

　　哈姆迪站在杰德牧场（Jade's Ranch）的马厩里，这是一个位于圣克鲁斯山丘上，俯瞰太平洋的马场。他于2020年3月的最后一个星期五去探望名为"保时捷"的跑得飞快的小马。哈姆迪一生都在接触马匹，从他在埃及的童年开始，他经常抽出时间和他的小马在一起。但是这次到访，哈姆迪的心思却在别处。

　　当天早些时候，哈姆迪接到了来自国家癌症研究所的淋巴瘤专家温德姆·威尔逊的电话。多年来，哈姆迪与威尔逊建立了密切的个人关系。现在威尔逊想向他提出一个想法。威尔逊一直在与他的同事、著名科学家路易斯·斯托德特（Louis Staudt）商讨，他们认为BTK抑制剂可以拯救正在被失控免疫反应摧毁的新型冠状病毒感染者的生命。

　　威尔逊分享了他的推理，即BTK酶似乎在引发某些新型冠状病毒感染者出现危重症或死亡的失控免疫反应中扮演了关键角色。在这些患者身上关闭BTK可能会抑制引发肺部损伤的细胞因子分子和巨噬细胞触发的免疫系统风暴。

　　起初，哈姆迪没有将太多时间投入这个讨论中，并且与威尔逊的谈话很短。他的日程安排得很满，需要快速完成很多事情，以确保他能按预定时间到他的小马那里。但是现在，在这个牧场里，在他梳理"保时捷"的安静时刻，哈姆迪能够停下来，开始反思。BTK 抑制剂确实可以减少某些关键细胞因子的炎症反应，例如白细胞介素 6 和白细胞介素 1，这些细胞因子似乎引发了新型冠状病毒感染者过度热衷和破坏性的免疫反应。他的思维开始飞速转动。哈姆迪回电给威尔逊。

"我们必须立刻进行一项研究。"哈姆迪说。

"握住缰绳，慢慢来。"威尔逊回答。

"我在牧场里，"哈姆迪反击道，"我真的在牵着我的马！"

哈姆迪回家后，晚上开了一瓶酒。已有许多治疗药物正在被重新用于可能对抗这种传染病毒。整个生物医药行业已经动员起来，经过十年的增长，他们的资本实力非常强大。两家资本雄厚的生物技术公司拜恩泰科公司（BioNTech）和莫德纳公司（Moderna Therapeutics）已经在着手应用他们十年来研究的实验技术，创造了前两个疫苗。阿斯利康公司的首席执行官索里奥将与牛津大学合作开发另一种早期疫苗，保罗·斯托弗斯帮助收购了亿珂的一半所有权，并在公司的杨森制药部门领导另一个重要的疫苗项目。

当他喝着酒时，哈姆迪变得勇敢起来。他走到他家里的办公室，坐在电脑前，开始给索里奥写一封电子邮件，阐述 BTK 抑制剂对帮助重症患者的潜力以及威尔逊和斯托德特的兴趣。事实上，哈姆迪已经被降为阿斯利康公司运营的辅助角色，并且没有直接联系过索里奥，但他的手指并没有因此而减慢打字速度。

"阿卡替尼可能是进行随机试验的首选药物，以展示抑制 BTK 在预防新型冠状病毒引发的急性呼吸窘迫综合征方面的益处。"哈姆迪写道。

几分钟后，索里奥回复："谢谢，哈姆迪。太棒了。"

在周末，斯托德特和威尔逊安排了几名新型冠状病毒感染者接受康可期治疗，并对结果感到鼓舞。在服用药物后，有少数重症肺部疾病患者的病情得到了改善。阿斯利康公司成立了一个特别小组，以加速这种药物的临床试验。哈姆迪和泉与斯托德特和威尔逊一起设计了一项研究，后面两位作为首席研究员参与。泉在她的 51 岁生日那天，花了连续两晚时间来制订试验计划。

但在接下来的几天里，随着越来越多的阿斯利康公司高管和科学家参与了这个备受瞩目的项目，哈姆迪和泉开始被排挤到了一边。哈姆迪不再被抄送重要的电子邮件，也不再被邀请参加关键会议。泉的研究方案被其他人接管，并以她反对的方式进行了更改。她没有被要求帮助回答美国食品药品监督管理局关于潜在试验的问题。泉已成功撰写了康可期的前七份新药调查申请。没有人比泉和哈姆迪更了解 BTK 抑制剂了，他们生命中最近的十年都在用来开发和推动这些药物，并获得了巨大的成功，尽管这个二人组一次又一次地被排挤到了一边。泉和哈姆迪看到了同样的故事在他们面前展开。大型制药公司的内部斗争对他们来说毫无意义。哈姆迪和泉毫不客气地辞去了阿斯利康公司的工作。

而阿斯利康公司却在没有他们的情况下继续开展研发，将康可期投入了两项二期临床研究，招募了225名住院患者。但是接受康可期治疗的患者并没有比对照组中的患者恢复得更快。最终，这些试验失败了。

虽然康可期不能救助那些感染了新型冠状病毒的人，但该药物迅速成为那些获准使用它的血液癌患者的热门选择。随着医生越来越多地向慢性淋巴细胞白血病患者推荐该药物，康可期在市场上表现极佳。在美国市场上市的第一年，康可期已经占据了慢淋的所有新BTK抑制剂处方的45%，以及小型淋巴细胞淋巴瘤一半的新处方，超过了索里奥最初决定收购阿切塔时阿斯利康制定的最为乐观的内部预测。2020年，康可期仅在美国就产生了51.1亿美元的销售额，并获得了进入欧洲和日本的许可。

然而，亿珂仍然是BTK抑制剂领域的王者。艾伯维公司和强生公司在2020年获得了66亿美元的收入。没有医生会将已经成功接受亿珂治疗的患者停止使用该药并将其转换为像康可期这样的其他药物。但是亿珂的统治受到了其竞争对手的严重挑战。

2021年1月，康可期与亿珂进行的头对头试验的初步结果出来了，最初阿切塔曾经努力购买亿珂胶囊。对阿斯利康来说，这是一场重大的胜利，尽管不是一次打破纪录的胜利。初步分析表明，康可期比亿珂更安全，在先前接受治疗的高风险患者中房颤更少，同时在防止慢淋恶化方面同样有效。因此，在接受康可期治疗的试验患者中继续服用该药物更容易，而更多在用亿珂进行治疗的患者不得不停止治疗。在相对短暂的 40 个月的随访后，有迹象表明接受康可期治疗的患者比服用亿珂的患者生存期更长，但统计显著性不足以确定康可期是否优于亿珂。

阿斯利康公司利用这些结果说服更多需要治疗慢淋的患者选择康可期。一些无法再耐受亿珂治疗的患者也开始换药。在华尔街，分析师们开始意识到亿珂作为市场领导者的地位并不是无法逾越的。实际上，到 2021 年下半年，康可期在获取新的慢淋患者方面击败了亿珂。超过 50% 的最初接受 BTK 抑制剂治疗的慢淋患者选择了使用康可期而不是亿珂。它已经成为开始治疗的慢淋患者的首选药物。2021 年，康可期变成一种畅销药，仅在美国就产生了 12 亿美元的收入。相应的，亿珂在 2021 年产生了 69 亿美元的收入。

多年来，艾伯维公司的高管们一直向华尔街坚称康可期对他们没有威胁，但现在他们公开承认感到了压力。艾伯维公司的畅销抗癌药亿珂在 2022 年 4 月至 6 月在美国的销售额下降了 22%。很明显，其中大部分销售额转而流向了阿斯利康的康可期，后者在 2022 年上半年产生了 9.03 亿美元的销售额。

"目前市场上的阿卡替尼（康可期）表现非常好。以新患者为基础，它超过了伊布替尼（亿珂）的 50%，"乌默尔·拉夫特（Umer Raffat）——华尔街最受关注的生物制药研究分析师之一——说，"这真是太神奇了。"艾伯维则以一场以亿珂为核心的电视广告宣传活动进行了回应。

"我认为这将是我们最好的交易之一，"索里奥谈到了阿斯利康公司收购阿切塔的事情，"你拥有一大批已经使用亿珂很长时间的患者，但是你必须关注新患者的启动，在这个目标上我们做得非常好。"

===

罗伯特在生物技术领域的第二个行动，他希望开发先进的抗生素治疗方法来对抗细菌。他投资了 Achaogen，这是一家研发针对尿路感染的抗生素的公司，并成了其最大的股东。美国食品药品监督管理局批准了这种抗生素，但无论如何，Achaogen 最终陷入了破产。在其历史上，该公司已经投入了超过 3.5 亿美元用于研究和开发，但医院拒绝购买大量成本高达 1.4 万美元的抗生素治疗。

在选择支持新型抗生素时，罗伯特决定挑战大多数生物制药企业避免进入的领域。它被视为一个糟糕的赌注。抗生素可能会失去效力，并且通常无法获得高价。

尽管如此，生物制药行业偏爱支持治疗癌症或罕见病的药物开发，这已经引起了严重的公共卫生问题。在美国，疾病控制和预防中心对传统抗生素治疗无效的感染率不断上升感到越来越担心，每年造成 2.8 万人死亡。超级细菌的出现可能会将看似普通的疾病（如喉咙疼痛）变成危及生命的事件。但是，对投资者来说，缺乏财务激励意味着生物制药不会去寻找解决方案。

　　罗伯特并没有因为他在 Achaogen 的经历而灰心丧气，并且相信他正在投资正确的领域。他只需要修改他的方法。在 Achaogen 的失败后，罗伯特向英国公司 Summit Therapeutics 投资了 7500 万美元，该公司正在研发一种针对艰难梭菌（Clostridioides Difficile）感染的抗生素。在抗生素治疗过程中，这种具有传染性的细菌可以继续生长，每年在美国引起 223900 次感染和 12800 人死亡。在 76 岁时，罗伯特于 2020 年成为 Summit 的首席执行官，这是自法莫斯利医药公司以来他的第一个生物技术执行角色。赞加内加入了罗伯特的行列，购买了 Summit 大约 10% 的股份，并成为该公司的首席运营官，与她在法莫斯利医药公司的职位相同。

　　"我在抗感染方面损失了一些钱，"罗伯特在一次采访中说，"我相信这是我们可以赢得的游戏，应该有人来玩这个游戏。"尽管如此，Summit 的抗生素第三期试验失败了。

　　罗伯特和赞加内并不是唯一的玩家。许多为血液癌患者带来亿珂和康可期的投资者，科学家、化学家和医生正在将他们的努力投入寻找新药物和治疗方法上。法莫斯利医药公司和阿切塔的一部分遗产将是针对各种医疗状况的几家新生物技术公司。但是，这些公司将面临一个更加艰难的生物技术环境，至少在资本市场上如此。法莫斯利医药公司和阿切塔的销售代表了 21 世纪伟大的生物技术十年的高峰。在投资者对新冠疫苗的热情消退后，生物技术股票的牛市就结束了。可以合理地说，亿珂的销售额（其中一半以 210 亿美元的价格出售）是资本繁荣时期的高峰。

到 2021 年，投资者已经失去了对生物技术股风险的兴趣，这导致股市崩盘。乔·埃德尔曼的主要对冲基金知觉生命科技遭受了巨大的损失，奥博资本管理的基金也一样。随着利率上升，金融投机者开始对生物技术公司持有不太有利的看法，这是一个新十年的开始。虽然在了解癌症和其他疾病方面取得了令人难以置信的进展，但尚不清楚新的治疗方法是否会像亿珂和康可期一样具有巨大的估值，是否会有继续助推对疯狂的药物研发进行投机的资本。

戴夫·约翰逊设法成为上个十年生物技术热潮中最后一个卖出股票的人之一。阿切塔的前临时首席执行官离开阿斯利康后立即开始了工作，成立 VelosBio 开发针对酪氨酸激酶 ROR1 的癌症治疗方法（这是哈姆迪在阿切塔刚成立时就专注追求的）。约翰逊筹集了近 2 亿美元，并在有潜力的临床试验中使用实验性药物，针对从淋巴瘤到乳腺癌等多种情况。最终在 2020 年以 27.5 亿美元的价格将 VelosBio 出售给默克公司。

至少有迹象表明，更具挑战性的资本环境并没有让那些沉迷于寻找癌症新疗法和治疗方法的人灰心。罗斯鲍姆预计，生物技术投资者和企业家将在金融市场中经历非常可怕和崎岖的旅程。但这并不意味着他想坐视不管。他慢慢地开始再次找到自己的路。

罗斯鲍姆匿名捐赠了至少 3 亿美元给俄亥俄州立大学和纽约州立大学宾汉姆顿分校。他考虑到在俄亥俄州拜尔德和他的患者同意参加实验性的康可期试验，因此将其中一部分资金用于建造一个由约 100 个单位组成的新型公寓酒店。这些公寓酒店将为前往亚瑟·G.詹姆斯癌症医院参加未来临床试验的癌症患者提供补贴。他还计划成立一个非营利机构"辛巴生物制剂"（Simba Biologics），与俄亥俄州的兽医医学中心合作，将人用处方药重新用于狗身上。在宾汉姆顿，罗斯鲍姆将资金用于新的体育场馆、奖学金和合成生物学系的启动。一如既往，罗斯鲍姆深入研究了这些项目，他们可能产生的影响让他感到兴奋。

当安进公司找到罗斯鲍姆授权其一种实验性药物时，他产生了一种非常熟悉的感觉。安进公司一直在推销这种药物，该药物通过阻断一种蛋白质以一种切换肿瘤抑制基因 p53（也称为"基因组守护神"）的方式来起作用。这个想法之前在生命科学领域曾引起了很多炒作，但许多项目因看似缺乏有效性和与该方法相关的不良反应而被放弃。罗斯鲍姆越深入研究，就越觉得人们对这个有前途的目标放弃过早。身体是一个生物机械系统，在罗斯鲍姆看来，p53 是一个具有修复或杀死受损细胞任务的应用程序。他从安进公司获得了这种药物的授权，并成立了一家名为 Kartos Therapeutics 的公司来研究它。

为了管理 Kartos Therapeutics 公司，玛丽亚·法迪斯建议罗斯鲍姆招募杰西·麦克格雷维。"他恨我，他不会和我说话。"

罗斯鲍姆告诉她。但法迪斯让两人通了电话，他们和好了，把阿切塔股票期权稀释的争吵抛到了身后。有了麦克格雷维作为首席执行官，Kartos Therapeutics 在患有梅毒细胞癌和罕见的血液癌症肌纤维化病患者中开始试验该药物。随着工作的进展，罗斯鲍姆看到了一些让他想起慢淋患者对 BTK 抑制剂治疗反应的东西，这给了他一个启示。

罗斯鲍姆开始相信，BTK 抑制剂的真正故事可能不仅仅是作为慢淋、套细胞淋巴瘤或巨球蛋白血症的单一治疗药物，而是作为一种与其他细胞毒性药物一起使用的药物。单独使用 BTK 抑制剂在慢淋等癌症中已经是改变了行业。但罗斯鲍姆认为，BTK 抑制剂可以通过破坏保护性肿瘤微环境（周围的血管、免疫细胞、成纤维细胞和信号分子）及释放恶性细胞，使它们易受第二种可以杀死它们的药物的攻击，从而在治疗其他癌症中发挥至关重要的作用。对罗斯鲍姆来说，血液癌细胞和实体瘤定居在一个深渊中，BTK 抑制剂可能有能力打开它，像天使一样消灭这些癌症恶魔。

罗斯鲍姆从默克雪兰诺（德国公司）获得了一种不可逆 BTK 抑制剂的授权，这是同样在辉瑞总部的不幸的会议中出现的 BTK 抑制剂，然后把药物放到了他称为 Telios Pharma 的新公司中。麦克格雷维也成了 Telios Pharma 公司的首席执行官，该公司启动了临床试验以测试罗斯鲍姆的理论，在像骨髓纤维化和急性髓系白血病这样的疾病中将 BTK 抑制剂与 Kartos 的 MDM2 抑制剂结合起来。Telios Pharma 公司还在肌纤维化和眼科应用中单独尝试 BTK 抑制剂。罗斯鲍姆对眼科药物有强烈的信念。拜尔德加入了这项工作，参与了其中一些研究。当罗斯鲍姆年满 53 岁时，他投资了 3 亿美元来支持 Kartos Therapeutics 和 Telios Pharma。没有人比罗斯鲍姆更相信 BTK 抑制剂。

哈姆迪和泉是最早见证 BTK 抑制剂药物潜力的人之一。他们在亿珂和康可期的开发中发挥了重要作用——泉撰写了许多帮助获取监管审批的临床试验方案。但这种经历对他们两人来说并不容易。他们曾为两个高大且充满活力的人——罗伯特和罗斯鲍姆——工作。哈姆迪似乎还没能翻篇，但他仍有更多的贡献要做。

在56岁时，他再次与泉合作，开始了 Vincerx Pharma[①]，收购了三种针对不同癌症的药物候选。拜尔德加入了他们，这次不是作为研究人员，而是作为公司的联合创始人。拜尔德将就战略提供建议，但不直接参与任何临床试验。他们是合作伙伴。

作为首席执行官，哈姆迪将他的新公司并入了一家公开交易的特殊收购公司，并获得了 6000 万美元的融资来实现他的想法。哈姆迪和泉承诺从经验中吸取教训，不再犯以往的错误。

"我们会犯新的错误。"哈姆迪告诉泉。

---

① 　Vincerx Pharma 是一家临床阶段的生物制药公司，专注于开发和肿瘤学的专业知识。——编者注

致　谢

　　这本书是从我在《福布斯》杂志工作时开始的报道中产生的，我对一个名为韦恩·罗斯鲍姆的神秘生物技术亿万富翁产生了兴趣。他不会回复我的电话或邮件，所以我去寻找曾与他合作的人。我最初联系的人之一是艾哈迈德·哈姆迪。我向哈姆迪解释我想讲述罗斯鲍姆的故事。但在我们的交谈之后，我对于讲述 BTK 抑制剂以及创造亿珂和康可期的人的故事产生了浓厚的兴趣。

　　我飞到加利福尼亚州，在圣克鲁斯的咖啡馆与哈姆迪会面。他经历了很多，开始不愿意参与我提出的报道项目。我们在一起度过了两天，他逐渐接受了这个想法。哈姆迪介绍我与拉奎尔·泉认识。我与他们的交谈使我开始了这本书的写作，我感谢他们在我们第一次见面以后的多年花费了许多时间与我交谈。

　　如果没有同意与我交谈的数十名法莫斯利医药公司和阿切塔前员工，我将无法写作这本书。他们非常慷慨地分享了对一些事件的反思，这些事件在许多情况下是几年前发生的。本书中出现的对话来自说话者或听到的人的回忆，有时还来自视频录像和法庭诉讼或投资者路演时的记录。我已尝试与其他人证实这些对话。

如果没有一些参与 BTK 抑制剂试验的关键医学家的帮助，特别是约翰·拜尔德和杰夫·夏曼，我永远不可能写这本书。尽管罗伯特·杜根没有完全配合这个项目，但我非常感激他花时间与我交谈。

韦恩·罗斯鲍姆最终回了我的电话，打破了他一直避开记者的习惯。我非常感激我们多年来的许多交谈，以及他对新闻原则和实践的尊重。

在写一本关于生物技术的书时，拥有全国顶尖的生物技术记者之一作为朋友非常有帮助。我很幸运能够向马特·赫珀（Matt Herper）请教并得到他的指导。

要让这样一本书变成现实，你需要一个支持者，而在弗莱彻公司的我的代理人埃里克·卢普弗（Eric Lupfer）就是我的支持者。埃里克相信这个项目，他的信心和热情有时是我在遇到挫折时唯一让它继续前进的东西。我在 W.W. 诺顿的编辑汤姆·梅耶（Tom Mayer）和尼奥马·阿马迪奥比（Nneoma Amadiobi）花费了大量时间在这本书上。他们的努力使它成为一本更好的读物。

在大流行中写一本书可能具有挑战性。幸运的是，我有我亲爱的父母，吉迪恩（Gideon）和茨波拉（Tsipora）一直为我加油。我的孩子，瑞秋（Rachel）和约拿（Jonah），总是支持我并对这个项目感到兴奋，即使在周末我专注于写这本书而不是陪他们的时候也是如此。我的妻子卡罗琳（Carolyn）是我认识的最勇敢的人。每当我准备放弃时，她总是带着坚定的微笑鼓励我，让我有力量完成这本书的写作。卡罗琳多次阅读和编辑了手稿，并让我们的生活充满了笑声和意义。这本书是对她的爱和力量的最好证明。